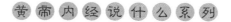

黄帝内经说什么系列

徐文兵 梁冬对话

黄帝内经
天年

要活得长，还要活得好

徐文兵 梁冬 | 著

江西科学技术出版社

2017年·南昌

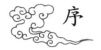

天年应有期

——徐公40岁时赋诗留念

幸闻岐黄道，

苦参造化机。

上疗君亲疾，

下为含灵医。

自得轻毁誉，

恬淡浮躁希，

心定自不惑，

天年应有期！

目录

第三章
要活得长，还要活得好 / 91

《黄帝内经·灵枢》

天年

  黄帝问于岐伯曰：愿闻人之始生，何气筑为基，何立而为楯，何失而死，何得而生？岐伯曰：以母为基，以父为楯；失神者死，得神者生也。

  黄帝曰：何者为神？岐伯曰：血气已和，营卫已通，五脏已成，神气舍心，魂魄毕具，乃成为人。

  黄帝曰：人之寿夭各不同，或夭寿，或卒死，或病久，愿闻其道。岐伯曰：五脏坚固，血脉和调，肌肉解利，皮肤致密，营卫之行，不失其常，呼吸微徐，气以度行，六腑化谷，津液布扬，各如其常，故能长久。

  黄帝曰：人之寿百岁而死，何以致之？岐伯曰：使道隧以长，基墙高以方，通调营卫，三部三里起，骨高肉满，百岁乃得终。

  黄帝曰：其气之盛衰，以至其死，可得闻乎？岐伯曰：人生十岁，五脏始定，血气已通，其气在下，故好走；二十岁，血气始盛，肌肉方长，故好趋；三十岁，五脏大定，肌肉坚固，血脉盛满，故好步；四十岁，五脏六腑十二经脉，皆大盛以平定，腠理始疏，荣华颓落，发颇斑白，平盛不摇，故好坐；五十岁，肝气始衰，肝叶始薄，胆汁始减，目始不明；六十岁，心气始衰，若忧悲，血气懈惰，故好卧；七十岁，脾气虚，皮肤枯；八十岁，肺气衰，魄离，故言善误；九十岁，肾气焦，四脏经脉空虚；百岁，五脏皆虚，神气皆去，形骸独居而终矣。

  黄帝曰：其不能终寿而死者，何如？岐伯曰：其五脏皆不坚，使道不长，空外以张，喘息暴疾；又卑基墙薄，脉少血，其肉不石，数中风寒，血气虚，脉不通，真邪相攻，乱而相引，故中寿而尽也。

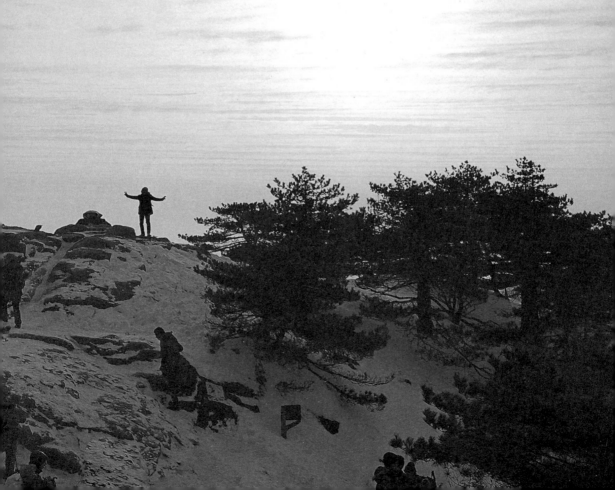

"人和"是比"天时""地利"都有用的利器，利用好了人和，自然喜乐到天年。

第一章
人和比天时地利更重要

　　人的身心健康和天有关系，和地有关系，更重要的是受人与人之间关系的影响，它们都会让你健康或者生病。

　　为什么绝大部分人不能活到120岁？

　　人生的悲剧来自于一脚踩刹车，一脚踩油门。

　　"和"并不是不共戴天，而是不同化别人，见人说人话，见鬼说鬼话，虎狼丛中也能立身。

1. 人的健康更重要的是受人与人之间关系的影响

梁冬：前面我们已为大家讲过《四气调神大论》和《上古天真论》。这次，徐老师要为我们讲哪一篇呢？

徐文兵：《黄帝内经·灵枢》的第五十四篇——《天年》。

《黄帝内经》是经过后人，特别是唐朝的太医令——王冰编辑整理的，我们现在读的这个版本就是他编辑的。一共有 162 篇，分成两部分：第一部分叫《素问》，第二部分叫《灵枢》，每部分 81 篇。

我们为什么跳着讲呢？作为一个已经读过《黄帝内经》，而且行医、教学多年的人，我是想给大家做一个整体的勾勒，让大家来找到一个高度鸟瞰《黄帝内经》。就是说，如果你按照《黄帝内经》162 篇的先后顺序，一篇篇地去读，可能觉得有点乱，不知道路径。而按我们引导的方向去读，你就会很快知道《黄帝内经》到底对自己有什么用，好处在哪里。

▶ 按我们引导的方向去读《黄帝内经》，你会很快知道它到底对自己有什么用，好处在哪里。

比如，第一篇《上古天真论》是讲做人的道理——做人要做什么样的人，总结成两句话叫"亲近自然，回归传统"，或者叫"亲近传统，回归自然"，而且还揭示了几千年来都没有变过的那些人性的弱点，像"以酒为浆，以妄为常"等。至今这些错误现代人都还在犯，所以，不能尽其天年的人很多。

第二篇《四气调神大论》，我们讲的是"上知天文"，意思就是我们应该跟着天地、日月的变化规律走，否则就得不到老天的帮助，没有好下场。

第三篇是《金匮真言论》，我们讲了"天有八风"，说了季节的变化，以及从东南西北中五个方向吹来的不同之风对人的影响。最后讲到《异法方宜论》，完全就是在讲地理。这样，我们从"上知天文"就过渡到了"下知地理"。

"上知天文，下知地理"后呢？当然应该"中知人事"，或者"中知人和"！也就是说，中国道家要传承给我们一个道理：人的身心健康和天有关系，和地有关系，更重要的是受人与人之间关系影响，它们都会让你健康或者生病。另外，生病后该怎么治，它也有相应的方法。

我们把《黄帝内经》分成了三大块儿来讲。天文、地理讲完了，现在我们就要讲"中知人和"，或者是"中知人事"。

梁冬：这就是《灵枢》里的第五十四篇《天年》。

▶ 人的身心健康和天有关系，和地有关系，更重要的是受人与人之间关系影响，它们都会让你健康或者生病。

2. 60岁才是人生的开始，应该开始为自己活着

徐文兵：什么叫"尽其天年"？按中医的理论来说，人的一寿是60岁。60岁一个甲子，像2009年就是我们新中国的一寿。

那么，我们说的长寿是80岁。到了100岁，我们就说长命百岁。

什么叫天年？道家认为天赋给你的寿命叫天年，是多少呢？120岁，是两个甲子。

我们现在人到60岁就退休了，觉得自己好像整天没事干了，混吃等死。我们现在做过一个统计，60岁到65岁发病率是60%，死亡率是多少？40%，就那么高！这其实传达一种什么信息呢？很多人觉得退休了就等于歇菜了，人生就这样了。唉，就完了！但如果学过《黄帝内经》之后，他就应该明白，60岁才是人生的开始。

什么叫人生的开始？就是说60岁之前我为了孝敬父母，为了养育孩子，为了奉献给国家或者奉献给自己的单位，这是什么？贡献！为别人活着；退休以后呢？开始为自己活着。人要是真能做到为自己而活的话，他的身心应该是和谐愉悦的，因为生命是一个新的开始。我曾经陪着一帮八九十岁的老头老太太唱卡拉OK，人家就不是那种混吃等死的心态。

《天年》讲的是什么呢？接着《上古天真论》中"上古之人，春秋皆度百岁，而尽其天年"那句话后，《黄帝内经》在

◀ 学过《黄帝内经》，方明白60岁才是人生的开始。

◀ 什么叫人生的开始？开始为自己活着。

▶"天年"告诉你到什么年龄段该做什么事，不该做什么事。

《灵枢》里专门选出一篇介绍人这个"天年"到底是怎么一个发生、发展、壮大、衰亡的过程，它告诉你到什么年龄段该做什么事，不该做什么事。其实归结成一句话就叫"中知人和"。要知两个——知已，还要知彼，那"彼"是谁呢？

"彼"就是你周围的亲戚、朋友，甚至你的敌人，"知彼"就是掌握跟他们相处的方法。但是，在了解"彼"之前，你最应该了解的是自己。

梁冬：说到这个地方呢，我其实心里面很期待啊！因为这可以让我们在很早的时候——比如三十多岁就能够了解到整个人生的这个不同阶段，而且有一个更宏观的鸟瞰。

60
岁才是人生的开始，应该开始为自己活着。

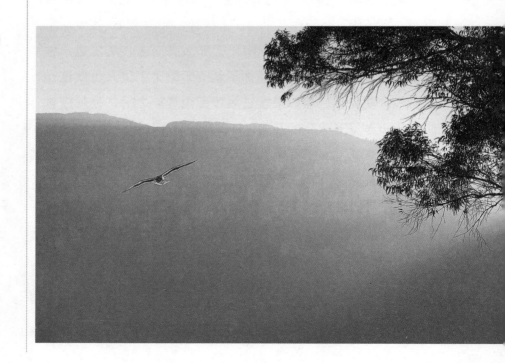

3.《素问》是对生命中
最基本问题的解释

梁冬：我很好奇，《素问》和《灵枢》到底有什么区别？

徐文兵：说到素问，说到这个"素"字，得先讲起中国人在哲学上的一个观点。比如我们经常说的一句话叫"素质"。

这个词我们经常说，但不知道它其实是道家里面一个很高明的哲学概念。你看啊，有个超市叫"易初莲花"。"易"——《易经》的"易"；"初"，"开始"的意思。有一句诗叫"妾发初覆额，郎骑竹马来"，有没有人想过"易初莲花"的"易初"是什么意思？

梁冬：我以为是翻译的音而已。

徐文兵：不对，纯粹的汉字。这个"易初莲花"的大股东是个泰籍华人，虽然入了外国籍，但骨子里流着中国文化的血液。"易初"什么概念？"易"就是世界开始、混沌未分的那个状态。

所以，道家管"易"那个状态叫"未见气也"，连气都没有，用数字表达就是零。"初"是什么状态？是气开始了，是第二阶段——"气之始也"。气凝固到一块儿以后就开始成形了，成为形的那个开始就是"始"。

那么，有形的东西，比如人，分子、质子啊，又比如说石墨是碳，金刚石也是碳，组成它们的那个最基本单位是一样的，但为什么表现出来的形——那些功能、性质等

▶"素质"是道家里一个很高明的哲学概念。

◀石墨是碳，金刚石也是碳，但为什么表现出来的形——那些功能、性质等不一样呢？

不一样呢？

梁冬：对呀！石墨、金刚石都是碳分子组成的，但为什么它们的形态就千奇百怪、差别那么大呢？为什么金刚钻和铅笔就有那么大的区别呢？

徐文兵：从最基本的组成结构上，石墨、金刚石是一样的，都是碳，六个质子、六个中子，但是它们分子间的结构不一样。我们知道，金刚石是最稳定的一个六棱形结构；石墨是平行的。由于它们分子之间内部结构不一样，导致它们表现出来的那个形状、状态就不一样，这叫"质"（素质）不一样。

总结起来，道家认为世界上的事物的发生就四个阶段：我们看到的，有形有质的东西叫"质"，或者叫"素质"，这个阶段叫"素"。

再往前分，它们的形一样，虽然表现出来的是金刚石和石墨，形式不一样，但它骨子里的东西是一样的，这是那个叫"始"的阶段。再往前推，不管什么物质，它最终都是一口气，这是"初"的阶段。再往前，最初级阶段就叫"易"。一共"易、初（气）、始、素"四个阶段。所以，"易初莲花"讲的是最开始，世界的本源，是零和一。"道生一，一生二，二生三，三生万物……"

《素问》问的是什么啊？就是第四阶段！因为它问到人的经、脉、肉、皮、骨这些有形有质的东西，先从"臭皮囊"，从我们肉眼看到的、能摸到的东西开始问，这叫"素"。先从"素质"入手，然后就到"形"——就是我们那个"开始"的"始"；再往前推，讲经络、讲气；最后，回归到灵，就讲神——"易"的阶段。其实，是倒推精气神。

当然，可能有人对此也有别的解释，但我们认为，《素问》是对生命中一些最基本问题的解释，用互联网的话说叫FAQ，它是打基础的。

▶ 世上事物的发生分四个阶段：易、初、始、素。

▶《素问》是对生命中一些最基本问题的解释。

4. 《灵枢》大多讲的是经络穴位和针刺之法

梁冬：《灵枢》中的"枢"是指枢纽吧?

徐文兵：是那个关键点。枢是门轴，你想开门，或者你想关门，那个门轴卡着不动，你是没办法的。而当你掌握了"轴"，就省力了，有巧劲了。我们常说"中枢神经"，说"枢密院"，政府架构里最中心的那个——地方机要部门，都是控制开合的，这叫枢。

"灵"我以前讲过，有个巫在底下通过嘴念咒语，做祈祷，祈求下雨，然后天上就下雨了。这是灵的繁体字（靈）所表达的意思，是指人和天神沟通后发生的结果。那么，我们怎么通过触及有形、有质的东西，去触及到无形的、形而上的人的神和灵? 关键点在哪儿?

梁冬：关键点就是枢。

徐文兵：《灵枢》就是讲如何通过刺激人的穴位来达到调神目的的一本书。所以它还有一个名儿叫《针经》。《灵枢》绝大多数篇幅里面讲的都是经络穴位和针刺的方法。

◀ "灵"是指人和天神沟通后发生的结果。

◀《灵枢》就是讲如何通过刺激人的穴位来达到调神目的的一本书。所以它还有一个名儿叫《针经》。

5. 如何拥有自知之明

徐文兵:《天年》是《灵枢》的第五十四篇,虽然它讲的好像跟针灸穴位没关系,但却告诉了我们身心正常发展的最基本规律。所以,我觉得应该把它提前拿出来讲,目的是让大家知己——先了解自己是个人。

《上古天真论》说过,人的生理和心理发展有一个"七"、一个"八"的规律。比如"女子七岁,齿更发长……男子八岁,发长齿更……"

而《灵枢·天年》里则不管男女,都按年龄分段——大概十年一个周期,讲你每一个周期里身体五脏六腑功能的变化,以及容易出现的毛病和治法。

梁冬:按正常来说,人一生应该有 12 个节奏(周期),因为天年是 120 岁嘛!书上就这么说的。但是,绝大部分人活不到 120 岁。

徐文兵:"以酒为浆,以妄为常,醉以入房,以欲竭其精,以耗散其真……"

我现在倡导一个口号叫"清静自然,回归传统"。我发现,现代人出现疾病,导致过早的夭亡,这其实是生活方式有问题。而你之所以采取这种生活方式,实际上是生活态度问题。再往后推,就是价值观的问题——你认为什么重要,或者什么不重要。

所以,《黄帝内经》整篇都在告诉你该怎么去养生。

梁冬:养生乃贵生。

▶《灵枢·天年》讲的是人每十年里身体的变化以及容易出现的毛病和治法。

▶为什么绝大部分人活不到120岁?

徐文兵：实际上，道家的很多书都在讲贵生。我在不同的场合，给大家讲课的时候就强调一个概念，叫"贵生"。什么叫贵？以和为贵。贵和富还不一样。某人到饭馆儿，把最贵的菜点一遍——这叫富人，有钱。但有些人到了饭店后，会想到今儿是什么季节，我什么体质，我处在什么地方，想好后才点几个适应天时、地利和自己体质的菜，这种人叫贵人。

孔子说过一句话："人贵有自知之明。"反过来说，有自知之明的人是谓贵人。贵的反义词是什么？贱。贵人的反面就是贱人，就是犯贱！我现在发现，犯贱的人太多，都是没有自知之明，没有自我的人。没有自我的前提是什么？根本就不了解自我。另外，就是认为自己不重要。

梁冬：还有的人根本不知道有个自己，或者不明白："我在哪里？""为什么？""我"这个东西很有意思。

徐文兵：不知道"我从哪里来"，这叫集体无意识。

很多人活了一辈子，都是庸庸碌碌的，就这么活下来了。所以说，人贵有自知之明。这是我为什么要反复强调唤醒中国人骨子里的贵族意识的原因。

我不说什么"我在培养贵族"，但是，中国几千年的文化传承，浸透在你的基因里，你走到哪儿，都得带着这个东西，需要被唤醒。怎么唤醒？

第一告诉人们，人贵有自知之明，平常要静下心来，关注一下自己，体会一下自己。我经常说，人要恢复知觉。好多人没有"觉"，吃香的、喝辣的，最后到医院一查，胃癌。

第二，不要无知，不要对自己一点不了解。比如，我问一些人："你身体不好，是身不好，还是体不好？"人家说："不知道！"他根本不知道身和体有什么区别。所以，要好好学学《黄帝内经》。

◁ 有自知之明的人是谓贵人。现在犯贱的人太多，都是没有自知之明。

◁ 很多人活了一辈子，都是庸庸碌碌的，就这么活下来了。

◁ 如何唤醒国人骨子里的贵族意识？

古人讲，不知医为不慈不孝，其实不知医也不贵。不知医，就不了解自己，就容易犯贱。怎么犯贱呢？今儿流行什么，就跟着去，瞎跟风。墙头草，没根儿！

这种人，别人说什么就容易信什么，你有根的话你就有判断，有鉴别，有取舍。没根儿的人表现出来是什么？来阵风就跟着走。今儿流行吃什么保健品，就吃。前段吃深海鱼油，现在又吃什么海参，过两天又吃蘑菇。这就是无知导致的。

我们讲"天年"，第一就是让你"知己"，有自知之明，就是了解自己好不好。很多人得病，不是别人害的，也不是细菌、病毒害的。谁害的？自个儿害的。

自己害自己表现出来是什么？活得就是两张面具，他做人说一套做一套，没办法。比如作为演员来说，我在台上演一个人，下来还是我，这没办法。但很多人是什么？言不由衷，词不达意。然后白天做出一种表情，晚上是另一种心态。这叫什么？心和意在打架。这是最可怕的一种生活方式。就是说，你体内有两个你，而且这两个你还在打架。这是一种什么？痛苦。

梁冬：我们为什么痛苦？看看自己，安静下来问问自己，身体里面到底有几个"我"？

6. 把生命永远放在第一位

梁冬：人很多时候之所以会得病，之所以自己把自己耗散致死，无知致死，是因为自己身体里面有好几个"我"，而且这几个我还互相掐。

印度智者克里希那穆提就讲过这个事情：人生的悲剧来自于一脚踩刹车，一脚踩油门。

徐文兵：损耗特别大。有些人本来很痛苦，仍要强作欢颜；本来觉得一件事很搞笑，但又不敢笑。记得有个人告诉我说，多年前某一个祸国殃民的人死了，他特想笑，但在当时那种环境，他又不能笑。所以，后天的意识——理性老是在和身体的本性冲突打架。

本性被理性压抑久了，有的人很干脆，直接就自杀；还有些人整天处在这种内疚和自责的情绪、心态里头，慢慢折磨自己，把自己折磨死；还有人就是得病，叫自身免疫性疾病，自己分泌一种细胞——吞噬细胞，把自己的免疫细胞杀死。

梁冬：其实是觉得自己活着没意思了。

徐文兵：人身体里面有好几个自己。就像有些人突然做出一件事，别人都觉得莫名其妙，但就是他做的呀。

所以，我们一定要"贵有自知之明"。自知之明就是了解自己的身体，就是了解自己的气、能量，了解自己的心，了解自己的意，这就是我们的"素问"。

在这个基础上，我特别强调：第一要贵自知，第二要贵

◀ 人生的悲剧来自于一脚踩刹车，一脚踩油门。

◀ 自知之明就是了解自己的身体，了解自己的气、能量，心、意。

▶ 把生命永远放在第一位，别信什么"渴死不饮盗泉水"。该喝还得喝，不能渴死。

生。把生命永远放在第一位，不要受那些腐儒的说教，什么"渴死不饮盗泉水"。该喝还得喝，它就是尿你也得喝，不能渴死。这是道家的观点。

梁冬：而且在道德观念上，千万不要觉得自己好像很糟糕，渴了，不小心喝了"盗泉水"之后，啊呀，一辈子谴责自我，没必要。

徐文兵：人活着一定要"贵生"。道家认为，你要是拿自己的宝贵生命去搏取一些身外之物的话，等于是拿宝贵的珍珠去打鸟——"以隋侯之珠，射千仞之雀"。这是我说的唤醒人贵族意识的第二个要素，叫"贵生"——生命第一位。

▶ 跟所有奇奇怪怪、形形色色的人和谐相处，这叫"和为贵"。

最后一个叫"和为贵"。就是说，我了解自己了，然后还能跟所有奇奇怪怪、形形色色的人和谐相处，这叫"和为贵"。有些人走哪儿都树对立面，到哪儿都制造矛盾，拉一派打一派；有些人走哪儿都一团和气。这个走哪儿都一团和气的人就是一个非常健康的人。

▶ "和"并不是不共戴天，而是不同化别人，见人说人话，见鬼说鬼话，虎狼丛中也能立身。

什么叫"和"？和的前提是不同，和的反义词是不共戴天、势不两立。我不同化别人，但是我见人说人话，见鬼说鬼话，虎狼丛中我也能立身。跟这些豺狼虎豹在一块儿，不会说我吃了它，它吃了我，我们还是那么"和"。所以这三点是唤醒我们中国人骨子里的贵族意识的要素。

这里重复一遍，第一，自知之明，人贵有自知之明；第二，贵生，不要被其他的什么说教闹得把生命瞎献出去；第三，和为贵。为什么讲"天年"之前，我们要先讲这一篇，因为大方向在这儿。

梁冬：原来讲这些和天年有关。所以我以前有个同学叫陈天年的，我没想到他名字那么有文化。

徐文兵：将来咱们写本书，把所有的名人的名字给分析一下，把他的名、他的字分析一下，看看出自《老子》，还是《庄子》，还是《易经》？

梁冬：我以后如果有小朋友的话，或者叫敦敏或者叫谨行，诸如此类，肯定要来自《易经》或者是《黄帝内经》，比如梁天年什么的。

徐文兵：梁天年，姓梁，名天年，字敦敏，号什么什么子？

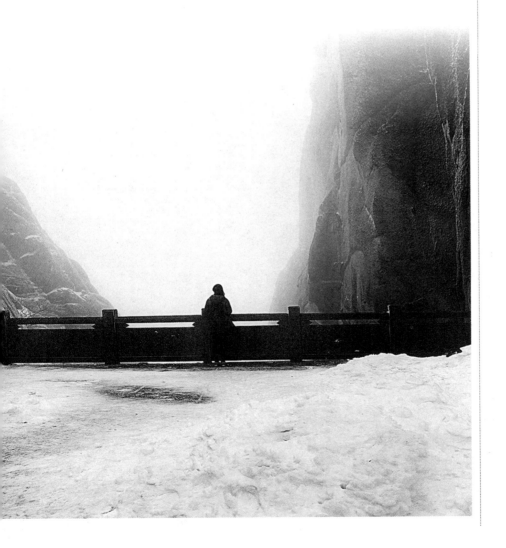

人活着一定要『贵生』，你要是拿自己的宝贵生命去博取一些身外之物的话，等于是拿宝贵的珍珠去打鸟。

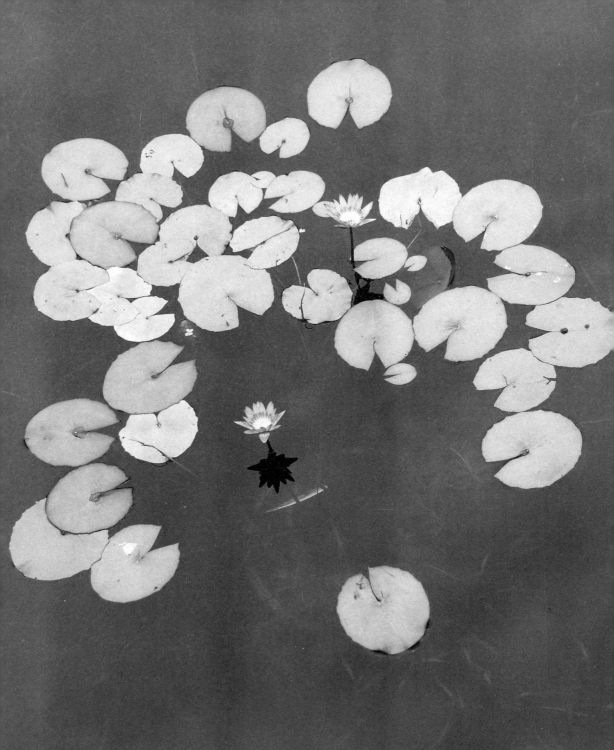

人 如果得了病，其实是身、
心、灵都出了问题。

第二章
伤什么别伤神

　　看一个人的灵魂深处怎么样，就要看他妈妈是什么人。母亲的素质，决定一个民族的前途。

　　中医判断人死亡的标准是什么？失神！

　　很多人说，怀孕头三个月是不能告诉别人的，很多流产、小产都是发生在头三月，为什么？有可能坐不住神啊！

　　现在，很多人都得了失魂落魄的病，如同行尸走肉。失眠、抑郁、狂躁等毛病，都和失魂落魄有关。

　　恶性肿瘤是怎么产生的？

　　有些人睡了一天，甚至八九个小时都很累，说明身体没有产生精，而具有产生这个精功能的，是一个魄。

经文：

黄帝问于岐伯曰：愿闻人之始生，何气筑为基，何立而为楯，何失而死，何得而生？岐伯曰：以母为基，以父为楯；失神者死，得神者生也。

黄帝曰：何者为神？岐伯曰：血气已和，营卫已通，五脏已成，神气舍心，魂魄毕具，乃成为人。

黄帝曰：人之寿夭各不同，或夭寿，或卒死，或病久，愿闻其道。

1. "愿闻人之始生，何气筑为基"

人之所以成形是以什么为基础

梁冬：《灵枢·天年》开篇讲："黄帝问于岐伯曰：愿闻人之始生，何气筑为基？何立而为楯？"请问什么意思？

徐文兵：这是黄帝在向他的老师岐伯请教，说我"愿"。"愿"的意思就是各从其欲，各得所愿。它是带"心"字旁的，是发自内心、起心发愿的意思。"愿"还带个"原"字，就有想追寻世界宇宙本原的意思。黄帝有"愿"，"愿闻人之始生"。始是什么？形之始也，刚从一团气凝成了一个形。无形的水蒸气突然凝成小水珠，就那么个过程。那么，人在成形的那一刹那，是什么能量给他打下了基础？

梁冬："何气筑为基"？

徐文兵：什么叫"基"？"基"和"础"有什么区别？

梁冬：基和础肯定是不一样的！"基"的构成是"其"，下面是个"土"，而且土还埋在下面。"础"是底部出土以上的那部分，而"基"是土地以下的那部分。

徐文兵：我为什么说中国人都有慧根呢？

梁冬：我是中国人。

徐文兵：你本身有遗传，但后来被蒙蔽了。因为我们毁自己的文化比外国人还厉害。

话说回来，这个"基"，我们一般叫地基，是埋在土下看不见的，但是你必须要夯。地基夯不实、筑得不坚固的话，你这个房子盖不高。"础"是什么呢？地上压着"基"的那个

◀ 人在成形的那一刹那，是什么能量给他打下了基础？

◀ 中国人本来都有慧根，但后来被蒙蔽了。

石墩。石墩上面有一个立柱，上面有一根横的大梁。"基"和"础"就有这些区别。

它们哪个是阴？哪个属阳呢？基是阴，因为在地下；础是阳，相当于我们说的"根本"。而"根"和"本"又不一样，"根"是埋在地下的，"本"是出土以后的那根树干，"末"是那条树梢。

所以，黄帝问的就是：当人成为人——始生，成形的那一刹那，靠什么来生存。不是说现在有胳膊有腿才叫成形，它最早就是一个成形的存在。

梁冬：应该是两个吧，起码是一个精子，一个卵子。

徐文兵：那还不是你，那会儿还没你呢。是它俩合二为一，成为一个细胞的时候，那才是你。

梁冬：那这个所谓的人之始生，就是那个时间吗？

徐文兵：当它俩结合成一个，合二为一的时候，才叫始生。它虽然是精子、卵子，但仍然还不是你。我们这么说吧，男和女组成了一个家，他们俩离婚了，虽然丈夫也在，老婆也在，但什么没了？家没了！家是什么？精气神。神到底是什么？是个和合而成的东西。离开谁也不成，但它又不是谁。

梁冬：这个家为什么成为家？夫和妻合在一起才有家，分开之后就没有家。这个东西我觉得经不起深想，一深想之后，会发现自己很不小心地触摸到了一个大问题——一个关于神的问题。

徐文兵：神是什么？我只能说神是一个合力，或者说是合作，是脏腑合作产生的一种力。你说它是心？还是肺？中医讲心藏神，没有说心就是神。肝藏魂，肺藏魄，"神"就好像一个东西有重心一样，重心在那儿，但你不能说那个重心就是它。

▶ "根"和"本"又不一样，"根"是埋在地下的，"本"是出土以后的那根树干，"末"是那条树梢。

▶ 家是精气神！

▶ 夫和妻合在一起才有家，分开之后就没有家。

34

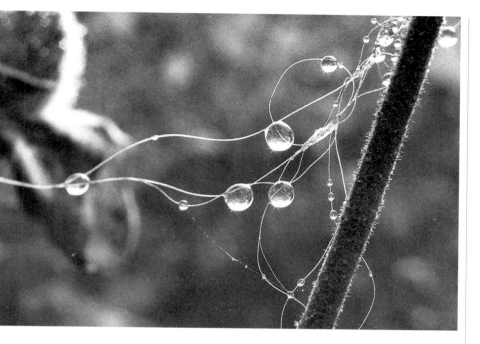

人之始生，需要一个基础，万事万物都是如此。

◀ "神"就好像一个东西有重心一样，重心在那儿，但它并不就指那个重心。

梁冬：您什么时候明白这个道理的？

徐文兵：我是被周稔丰老师点破心结，然后开始静坐、站桩以后，慢慢开始明白这个道理的。

2. "何立而为楯"

是谁为我们的生命提供外在的保护

梁冬：什么是"何立而为楯"？

徐文兵：黄帝这样问，说明他已经有一定层次了。他考虑到地下部分的"基"，然后是压着"基"的"础"，接着就是"是什么立而为楯的"？这个楯，有的地方念 shǔn，但我们这儿读 dùn 的音，它相当于立在"础"上面的大桩子，这是块木头，古代把它当栅栏。你要建座墙，先得打地基，然后在地基上面插上木桩子，起一个屏蔽和保护的作用。

在这里，"基"是"根"，是给你一生提供源源不断能量的东西。黄帝就是在问，是谁在给他的"基"提供能量？又是谁给他的"基"提供外在的屏蔽？

梁冬：黄帝问的这个问题很深刻啊！

▶ 是谁在给他的"基"提供能量？又是谁给他的"基"提供外在的屏蔽？

3. "何失而死，何得而生"

判断生死的标准

梁冬："何失而死，何得而生？"

徐文兵：读到这句话，我就想起少数民族的那些对歌。这些对歌都是一个人在问"黄河几道弯"，而另外一个人在回答。这里，黄帝是在问，判断一个人生死的标准是什么——"失何而死，得何而生？"

梁冬：翻译成白话就是失去什么就死了，得到什么就生了？

徐文兵：但是，黄帝问的是一个倒装句。

他强调的是什么？何！你那样翻译过来就是强调的得、失。他问，到底什么是决定我们生死最关键的东西？损失了什么就要死亡，得到了什么才能生存？所以叫"何失而死，何得而生"。当孔子的学生向他请教生死问题的时候，孔子怎么回答？"未知生，焉知死"嘛！为什么这么说？因为他自己都没活明白。

梁冬：他连怎么活都没有搞明白，怎么会明白死是个什么问题呢？

徐文兵：所以，孔子不敢碰死的问题。而且"子不语怪力乱神"——这些东西他都不敢谈。

梁冬：其实，孔子是个《易经》大师，但是他从来不讲这个东西。

徐文兵：我个人认为不是。孔子说："假我数年，五十以

▶ 孔子不敢碰死的问题。而且"子不语怪力乱神"——这些东西他都不敢谈。

37

学'易'，可以无过矣。"证明什么？时间还不够呢。孔子学《易经》，"韦编三绝"啊，把捆书的牛皮绳都翻断了三遍。很下工夫，但磨砖成不了镜，《易经》不是说你"翻三绝"就能学通的事。

孔子不谈"生死问题"，或者说回避死的问题，他很巧妙地避开了。另外，孔子也不谈神，他说了"近鬼神而远之"，别碰他。我个人认为，这是孔子的一套教育传承思想和方法。所以，愣把儒家说成是"教"，说儒教是宗教，我觉得有点拔高。为什么？是宗教就要谈生死，就要谈鬼神。你如果不涉及，解决不了这个问题，或者不谈这个问题，那你就不能称为教。我觉得，孔子被后人人为地拔高了。对照一下《论语》，再看一下《黄帝内经》，我们就明白这一点了。

▶ 是宗教就要谈生死，就要谈鬼神。你如果不涉及，解决不了这个问题，或者不谈这个问题，那你就不能称为教。

到底什么是决定我们生死最关键的东西？判断生死的标准到底是什么？

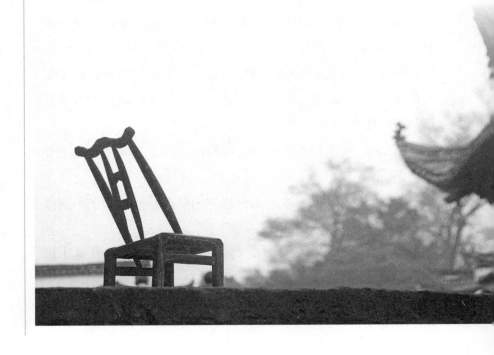

4. "岐伯曰：以母为基，以父为楯"

生命的长短、活力由谁决定

梁冬："何气筑为基，何立而为楯？"这个问题岐伯是怎么回答黄帝的呢？

徐文兵：岐伯一想，你问得干脆，我回答得也干脆；你问的是倒装句，我回答的是陈述句。黄帝问：哪股能量或者何气能给人"筑为基"呢？岐伯回答："以母为基。"

就是说，你妈妈给你提供的精血，是构成你这辈子的精的基。中医称之为"根基"，俗话叫"身体的底子"。而你身体的屏蔽外邪、保护自己的气——"楯"来自于父亲给你提供的那个精血。

梁冬：男孩子、女孩子都是一样的吗？

徐文兵：都是一样。道家认为，我们从父母那里继承他们的精、气、神。精气，它有形的表现是：母亲的一个卵子和父亲提供的数亿个精子。另外，我们都认为有一个精子射中卵子以后，会成为一个受精卵，然后其他精子都死掉了，其实不是这样。

知道"间苗"吗？农民耕地时，都是一个坑儿埋两三粒种子，比如说玉米种子。等种子发芽，长出苗以后，挑一个最壮的留下，把别的给拔掉。这叫"间苗"。

梁冬：就像那些风投，投了 10 家公司，然后发现有那么两三家公司值得培养，就继续保护，花大力气，其他都干掉，或者赶紧卖掉。

◀ 人身体的底子来自于妈妈提供的精血，身体屏蔽外邪、保护自己的气来自于父亲。

徐文兵：人受孕，不只是一个卵子受孕，有的就有两个，或者三个，一般都是两个。在怀孕的过程中，人会选择一个强壮、没病的留下来，让它生长。还有一个呢？间苗间掉了。

梁冬：那双胞胎是不是没被间掉？

徐文兵：双胞胎不是这样。双胞胎有同卵双胞和异卵双胞。由一个受精卵裂变，又变成俩，俩变成俩人。一般的人是两个受精卵变成四个，四个变成八个，最终变成一个人。人家是裂变以后再裂变，变成俩，这叫同卵双胞——同卵双胞胎都长得很像。这不是间苗，是由一个受精卵发育过来的。还有的叫异卵双胞胎，或者是多胞胎。这就是说同时有几个卵子受孕，但是没间苗，就这么生下来了。

我们现在治疗不孕症，好多人都用一种促排卵的药，同时怀上二、三个孩子。其实，母体一般都是同时有两个卵子受孕，然后自动选择一个强壮的留下来，另一个就萎掉了。你间苗时难道会有什么恻隐之心吗？你会说，"哎哟，我怎么不该间它？"

▶ 人怀孕和"间苗"其实是同样的道理。

我小时候，在我妈那个老家村里长大，很多经历对我影响特别大。我去锄地，这个很讲究手法，你要知道怎么干才能不费劲儿地把草锄了，得把那个苗留下来，还不能把地给踩实了，得留着那个虚虚的土壤。这是我亲自参加过的，把别的苗活生生揪下来，当时心里是有点不忍。但是为了让那个苗更好地生长，这样做是必要的。还有那葵花上面长着一颗头，结的葵花籽儿特别多，粒儿大也饱满。葵花长出五六颗头了，如果你不忍心掰掉其余的几颗，全留着，就只能用来插花了，别指望它最后结籽儿了。所以，要想结籽就只能留一个——保一个。

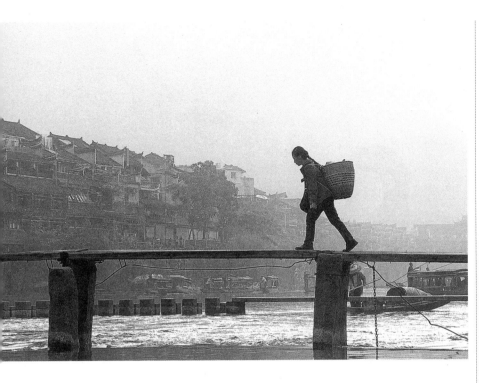

有的时候，为了生命的质量，我们必须舍弃一些东西。

"以母为基，以父为楯。"说明什么呀？一个人的寿命长短是由母亲决定的。一个人的活力是不是充沛，是不是能冲、能杀、能打，谁决定的？父亲。所以，一个人外在流露出来的那个特征，属于父亲；根儿里面、骨子里的东西，归属母亲。

梁冬：所以，看一个人的灵魂深处怎么样，就要看他妈妈是什么人。

徐文兵：有人说，"母亲的素质，决定着一个民族的前途。"

其实，不论男性还是女性，都是肾功能的一个体现。肾主封藏，但是膀胱叫"州都之官"——"津液藏焉，气化则能出矣"。所以，我们调治女性不孕症的时候，一般总选用足太阳膀胱经上的很多穴位。最有意思的一个穴位叫昆仑穴

◀ 一个人的寿命长短由谁决定的？母亲。一个人的活力是不是充沛、是不是能冲能杀能打？谁决定的？父亲。

◀ 看一个人的灵魂深处怎么样，就要看他妈妈是什么人。

◀ 母亲的素质，决定着一个民族的前途。

41

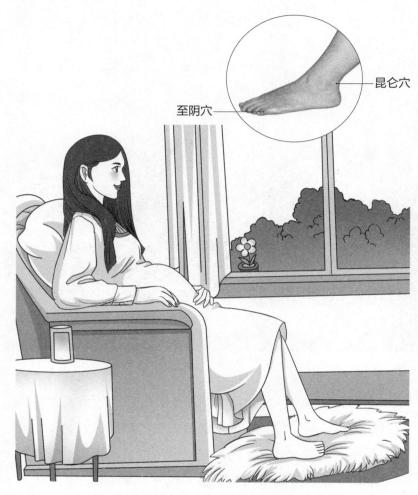

昆仑穴，可以称为"送子观音"；
而至阴穴，可以帮您肚子里的宝宝摆正调皮的身体。

——足太阳膀胱经的第六十个穴，它在我们脚的外踝高点的后面，就是那个凹陷处。还有最奇妙的一个穴在脚趾头外侧，趾甲那个角的外侧一点儿。这个穴是足太阳膀胱经的第六十七个穴——至阴穴。知道它能干什么吗？校正胎位不正。本来，正常胎位是胎儿在母亲肚子里头冲下，但如果是横着或者头冲上的就叫横生倒产，这是要出问题的。

头冲下，这个卦位叫否卦，就是怀孕状态。

梁冬：一出生，头一转过来，这叫泰卦。

徐文兵：所以，女性怀孕后胎位不正，要想矫正胎位，可以艾灸她的至阴穴。你一灸这个至阴穴，大概 10 ～ 20 分钟，再去做 B 超一看，胎儿转过来了。

我们后背还有一个至阳穴。在后背第七胸椎棘突下，是督脉上的一个穴。

一个女人子宫气化功能强不强，子宫是不是温暖的？决定她能否怀孕、顺产。现在很多人不孕叫宫寒不孕，一把种子撒在冰天雪地里，那不可能长。所以，一个气化功能好的女人必将给自己的孩子带来好处。

> ◀ 一把种子撒在冰天雪地里，那不可能长。

梁冬：你看她生出来的小孩个个都是骁勇善战，这个就是"以母为基"。

徐文兵：其实，构成你精血的那个"根基"是母亲提供的，"以父为楯"是说人的外在行为方式，特别是保护自己的外在"屏障"——卫气是父亲给的。"卫"是保卫的"卫"、保家卫国的"卫"。卫气在哪里？就在我们皮肤腠理之间。营气是在血管里面走的，荣气和营气是一个气、一回事。我们叫营养和荣养，荣和营是一样的。

> ◀ 卫气在我们皮肤腠理之间，营气在血管里面走。

如果一个人生下来弱智，同一天别人家生的孩子会说话了、开始爬了、开始坐了、开始走了，或者囟门都闭合了，他们的孩子总慢一步，根儿上从哪儿找？从妈妈那儿找。如果这个人表现出来的行为方式是老得病、老感冒，就要从父亲身上找。卫气的作用是这样。这就叫"以母为基，以父为楯"。

5. "失神者死，得神者生也"

为什么会"生不如死"

梁冬：为什么说"失神者死，得神者生也"？我觉得，中国字是很有意思的，像这句话你翻译过来看：失去神的就死了，得到神的就生了。你好像明白了，但还是不清楚。那神到底是什么？

徐文兵：神是个合力，就是五脏六腑一块儿工作时，会产生和谐共振——合力。好像我们打着一个小火苗，点燃汽油后产生的那种光芒，这叫神；没有火或者没有油，这个神就不存在。你有油和火，但没人来给你点这一下，汽油也着不起来。所谓神，就是"超乎于物质之上，超乎于形之上、气之上"的那个最早的推动力，它是"引申万物者"。

《黄帝内经》有一篇文章专门讲什么叫神，它讲："两精相搏谓之神"。当父精、母血合二为一的时候，神就产生了。我们经常说"搏斗"，什么叫搏斗？肉搏，必须要接触。合二为一的时候，那一刹那，一个新的生命诞生了——那就是你的神。

中医判断人死亡的标准是什么？失神。我们经常说"失魂落魄""行尸走肉""魂飞魄散"，什么意思？丢一个魂不算死，丢两个魂也不算死，你如果把最重要的那个魂丢了，就真的死了，或者是生不如死。

梁冬：哪一个魂最重要呢？

徐文兵：胎光。这是道家的思想。老百姓平常都说"三

> ▶ "神"是一种合力。打个比喻，就是火点燃汽油后产生的那种光芒。

> ▶ 中医判断人死亡的标准是什么？失神。

> ▶ 胎光丢了，就会生不如死。

魂七魄"！那"三魂"到底是什么？"三魂"是三个代表着我们神的不同层次和不同功能的魂，最重要的那个叫胎光。

梁冬：那另外两个呢？

徐文兵：一个叫"爽灵"，它负责人的智力。我们说这个人有悟性、有根器、有天赋，这孩子很机灵，这是"爽灵"决定的。还一个叫"幽精"，它负责生殖、性欲、情欲。

举个例子：你失恋了，或者你离婚了，你对女人没有兴趣了，这叫你丢了一个魂——"幽精"；反应慢了，一加一等于二，二加二等于四得掰指头了——"爽灵"有问题了。但这俩丢了都没事儿，都还能活，我们说这人神还在。但"胎光"丢了，就歇菜了，就是行尸走肉了。

网上可以搜到一部小说叫《黄连·厚朴》。黄连，大家都知道是味中药。"朴"在这里作为中药来讲，念"pò"。

这本书是讲一个老中医给人看病的故事。有一个人来找老中医看病，老中医不看，说："你准备后事吧。"病人最后要给他钱，他说："对不起，我不收死人的钱。"这就是中医！他看到的是神走了，"胎光"没了。虽然那个人意识还在，还能算计，还能开会，还能吃、喝，但"胎光"没了，等于是生不如死了。就像有人把一只鸡的脑袋砍了，那鸡还能跑两圈呢！虽然它留下的那个魄还在，但魂没了。

《黄连·厚朴》原来是本小说，后来拍成电影了。谁演的这个老中医呢？"人艺"的朱旭，水平很高的一位老演员。当时，我看到这部电影中这一段的时候，就觉得有点儿吹了，我心想中医虽然好，但也不能瞎编。等我后来跟着老师学，对"气"有了一定体会后，我才知道这是真的。

而西医怎么判断人死亡呢？最早是判断心脏停跳，后来发现不对啊！一些心脏骤停的人过了十几分钟，又重新跳回

◁ 失恋了，离婚了，对女人没有兴趣了，你这叫丢了一个魂——"幽精"。

◁ 反应慢了，一加一等于二，二加二等于四得掰指头了——"爽灵"有问题了。

来了，又活了，送火葬场路上或者去埋葬的路上，人又叫，又敲棺材了。

于是说这个标准不对，就又发明一个叫脑死亡。一宣布病人脑死亡，就跟家属商量，这个抢救没有什么意义了，是不是我们把呼吸机关掉？这一关不就没了吗？而其实那人早就没了。

但后来，在英国出车祸的那个刘海若，已经在英国这个那个医院治疗半天，结果认为脑死亡了，不可救药了，可人家回到北京，经过宣武医院治疗，最后又醒了。还有好多出了车祸被宣布为脑死亡的人，最后却被满怀爱心的亲人呼唤而醒。

所以它这个标准老在变。其实，中医判断人的生死很简单：得神者昌，失神者亡；得神者生，失神者死。

▶ 中医判断人的生死很简单：得神者昌，失神者亡；得神者生，失神者死。

6.看眼神就知道一个人得神或者失神

梁冬：前面，我们讲到了"何失而死，何得而生"，这是黄帝问岐伯的，然后岐伯就说，"失神者死，得神者生"。这就涉及到一个很重要的问题：怎么知道一个人得神或者失神了呢？

徐文兵：看眼神！一般的中医都要"四诊合参"，望闻问切嘛！经常有人说这人是神医，其实神医不用其他，"望而知之谓之神"。历史上记载的神医就是扁鹊，扁鹊跟长桑君学完了中医以后，能够"视见垣一方人"，这叫望而知之。他在见蔡桓公的时候说："君有疾在腠理，不治将恐深。君有疾在血脉，不治恐深。"到最后他说："君之病在骨髓，司命之所属，无奈何也。"他"立有间"，在那站了一会儿，就知道你有什么病在哪儿，这叫超人的感觉能力，就是我们说的"视"。

▶ 望而知之谓之神。

第二等医生是"闻而知之谓之圣"。比如，我听你说话，鼻子有点堵，"哟，您感冒了！"这是最基本的。另外，从你的言辞里带出的话进行判断，比如祥林嫂整天就抱怨："我们家阿毛要活着的话，就该这么大了。"很多人也是整天唉声叹气，有的医生一听你说话，甚至打个电话，就能把你的病判断出来，这叫"圣"。

第三层次的大夫叫"工"。我们经常说："上工治未病。"这里的"上工"指的是"良医"。这类大夫的特点是什么？问！通过设定不同的问题，针对不同的人，问病由、问病因、问病情，然后做出一个诊断，这叫"工"。

最低一层次的叫"巧"，他是"切而知之"。现在的人一说"望闻问切"里的"切"都认为是切脉，其实不对。所谓"三部九候"的按切，包括探查、摸你身体上的经络穴位。我们所说的切腹或者切背，都叫切，就是通过触诊来诊病。望、闻、问，都没有肉体接触，隔着肉体，隔着距离，就能诊断疾病，这几个级别都高。只有那个"切"的大夫，有了肉挨肉的接触才能了解到疾病。

▶ 现在的人一说"望闻问切"里的"切"都认为是切脉，其实不对。

所以，看一个人失神了没有，看哪儿？眼神。这需要修炼。我亲自经历过几档事，就是我的几个老师在诊病时手一指，就说这个人没了。后来那人果然就没了。

有一次傍晚，我跟着苏老师到街心花园散步，当时那儿有人在跳舞，只见老师对着那方向一努嘴说，某某人没了。我就仔细观察了一下那个人，我说什么叫没了？老师说，"神"没了。

所以这个望气或者是望神，在古代无论是中医或者是堪舆、风水师，包括一些大政治家都会用。比如楚汉相争时期的范曾，他是项羽的军师，刘邦在坝上驻军的时候，范增就望之有五色气。

梁冬：有未来帝王之相！

徐文兵：中医认为，病人一进门，打眼的第一感觉非常重要。有些病你能治，有些病你治不了，不是说中医见死不救，人家都是"司命之所属"，是阎王爷管的事，你在那儿又浪费人钱财、又耽误人时间，何必呢？不如就像《黄连·厚朴》小说里面那个老爷子一样实情相告，让人早点儿安排后事。这才是很高明的中医大夫。

▶ 有些病你能治，有些病你治不了，不是说中医见死不救，人家都是"司命之所属"，是阎王爷管的事，你在那儿又浪费人钱财，又耽误人时间，何必呢？

特别有意思的是，《黄连·厚朴》小说里，还描写了老中医和新中医的差别。当那个老中医跟病人如实相告后，病人很生气："你说我活不过多少号？"老先生就说几号几号，然后那人就说："行，那天晚上我在王府饭店宴请大家。"最后走的时候，他对老中医说："你尽管没给我看病，但是你也很辛苦，我给你钱。"只听老先生说了一句："对不起，我不收死人的钱。"本来，医生是一个职业，治病时他要替你担待一些东西，看病收费，天经地义；但如果一个大夫对病人说："你看病我不收钱了。"那背后的潜台词是什么？你这个病没救了。

当病人从看病的北房出来后，见到老爷子的儿媳妇——在中医学院读书的一个新中医，她就安慰那个病人说："唉！我爸老糊涂、老封建了，他这么说话您别在意！"结果到预言的那天，那人就没活过去，心脏病发作死掉了。新中医震惊了，老先生告诉她说："他呢，心火已经没了，就是心神已经灭了，而那天又是一个肾水特别旺的日子，所以他就活不过那天。"

这事我们现在看起来就是传奇。不光是大家觉得，我作为一个从小跟母亲学中医、又是中医学院毕业的、还是工作多年的医生，当初看到这篇小说，我还认为是有点传奇或者瞎编。但后来经过这么多年，慢慢开始进入中医之门，亲自实践以后，我才知道什么叫神。

作为一个中医，如果你不讲"神"，光讲"精"和"气"——现在有的地方连"气"都不讲，不讲这个你讲什么呀？就没法搞中医了！干脆就做成别的算了。

梁冬：也就是说，在有些地方只讲"物质"，不讲"物质能量的转换"是不全面的。

徐文兵：所以说"失神者死，得神者生"，或者"得神者昌，失神者亡"。

◀ 医生是一个职业。治病时他要替你担待一些东西，看病收费，天经地义。但如果一个大夫对病人说："你看病我不收钱了。"那背后的潜台词是什么？你这个病没救了。

◀ 作为一个中医，如果你不讲"神"，光讲"精"和"气"，就没法搞中医了！

7.“黄帝曰：何者为神？ 岐伯曰：血气已和”

生命要以和为贵

梁冬：“何者为神”，神是什么呢？

徐文兵：可爱的岐伯就回答了：“血气已和。”什么叫"血气已和"？首先，血气是不一样的！我们说和，首先你应该是不同的，就像水和火是不同的。

精血是谁提供的？母亲！或者可以直接说是——卵子！气是什么呢？

梁冬：难道是爸爸的那股气？还是一种除了爸爸的气以外的其他气呢？说到“血气已和”，大家可能以为这个血气是胎儿自己的，其实很可能不是。这个血气是来自于母亲的那一部分，就是黄帝所问的“人始生”。

徐文兵：人刚刚成为有形的那会儿，岐伯说，有神了、有生命了。为什么我们中国人说虚岁，我们算计你的年岁，不是从你出生那会儿开始算的，而是从受孕的那一刹那开始算，这叫虚岁。因为你已经是个人了，那会儿尽管你还没有形，眼不见为虚嘛！虽然你在妈妈肚子里没出世，但已经有神了、有生命了，就可以开始算了。

所以，这个“血气已和”的意思就是：母亲提供的阴血和父亲提供的阳气达到了“阴阳和”。本来阴和阳首先是不同的，甚至是对立的。但在一种特殊状态下，“它们”（阴和阳）

▶ 为什么中国人要算虚岁？为什么算计年岁不从出生那会儿开始要从受孕的一刹那开始？

50

产生了一个"和"的状态，阳气打破了阴血的壁垒——阴的静，因为阴主"闭藏"，属"封固"，需要打破后给阳气提供包容和涵养，这叫"和"。

再举个例子：老婆发火的时候，老公忍气吞声，这叫"和"；老公不高兴的时候，老婆就制造点儿欢乐气氛，这叫"和"。如果老婆发火，老公也在那儿摔杯子，这就叫什么？不和。所以，我们说的"血气已和"，除了有物质上的精子和卵子以外，还要看到背后推动它们"和"的那个能量。知道吗？我现在最反对的是人工授精。

梁冬：为什么呢？

徐文兵：你知道为什么吗？精子去和卵子约会，小星星撞地球，背后的那个能量谁给的？

梁冬：父亲给的。

徐文兵：父亲给的。人工授精谁给的？那个气就不对。

梁冬：但是我见到有一些人工授精出来的小孩长的还可以啊！

徐文兵：所以这叫不自然。我反对所有不自然。至于你说好与不好，咱们几十年以后再看。就好像现在转基因食品一样，有人吃，有人不吃，但是，我建议您要是转基因，就标出来，让我们有一个选择，您别蒙我们！

另外"血气已和"也要求母亲提供的阴血一定要阴柔有涵养。也就是说，不要有一些着床问题。如果一个人宫寒，或者子宫壁太薄，受精卵便挂不住。

所以，"血气已和"是父精母血要达到一种"和"的状态的前提。"和"是和而不同，和平共处，共同存在。如果有些女人对精子过敏，这叫不共戴天。对精子过敏的表现是什么？性爱完了以后身上发痒，然后出红疹，同时阴道里面

◁ 我们说的"血气已和"，除了有物质上的精子和卵子以外，还要看到背后推动它们"和"的那个能量。

◁ 我反对所有不自然。我建议您要是转基因食品，就标出来，让我们有一个选择，您别蒙我们！

◁ "和"是和而不同，和平共处，共同存在。

『和』是生命的大智慧，生命以『和』为贵。

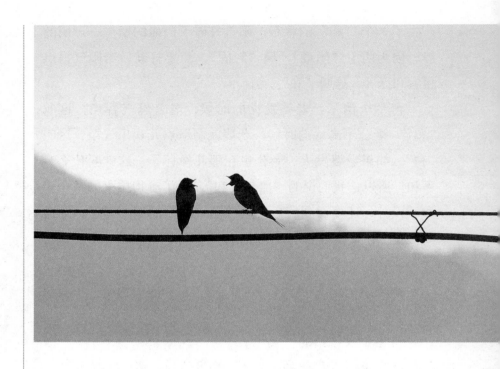

分泌出一些液体，把精子全部干掉，这种人很难受孕。这叫"和"吗？这不是"和"了，这整个一"敌人"。

梁冬：会不会有一些女性对这个过敏，对那个不过敏呢？

徐文兵：值得研究，但我碰到的案例叫精液过敏。还有的女人呢，就是没有血，没有那种阴血，表现出来的就是阴道干涩。这种人连性爱的整个过程都没法完成，更谈不上受孕了。所以受孕的前提是父精母血和——"血气已和"。

▶ 受孕的前提是父精母血和——"血气已和"。

8. "营卫已通，五脏已成"

生命是这样成形的

徐文兵："血气已和"之后，紧跟着是"营卫已通"。继而在形的基础上，就有两套气在走，营气走的是血管里面，就是说胎儿已经开始有心脏了，也有搏动。

梁冬：刚产生受精卵的时候，怎么就会有心脏呢？

徐文兵：我们听着有胎心了，这个胎心就代表着营气通了；还有卫气——渗透在细胞间那种保卫自己的气，属阳气，也已经通了，它代表的是人体的十二正经通了。先有气，然后再有五脏，这就成形了，或者成质了。质和形都是一样的，都是一个细胞过来的。好比钻石和石墨的根儿是一样的，都是碳原子或者碳分子。但为什么表现出来心脏是心脏的样子、功能，肝脏是肝脏的样子、功能呢？素质不一样了！这是分阶段的。"血气已和，荣卫已通"到了"五脏已成"，这就发展到了素质。

梁冬：基本上已经长成了，就是各个脏都分清楚了。

营气走的是血管里面，卫气是渗透在细胞间保卫自己的气。

9.“神气舍心”

白天和晚上神呆在哪儿

梁冬：接下来叫“神气舍心”，是什么意思？

徐文兵：“气血已和”的时候，父精母血结合的一刹那，两精相搏就有神了。但是，神那会儿还不在心里面待着呢，因为开始还没心，还没地儿待。它待哪儿了？就待在细胞里面。

很多人说，怀孕头三个月是不能告诉别人的，很多流产、小产都发生在头三个月，为什么？有可能坐不住神啊！

梁冬：这叫“事以密成”，见光死嘛！

徐文兵：“神”未必要到你们家、未必要当你们家的人呢！你给我把房子盖好啦，我才往那儿一住。这就是我们成人的一个重要阶段，叫“神气舍心”！

梁冬：“舍心”的意思就是“以心为舍”，“心”就是“神”待的宿舍。

徐文兵：如果细分的话，白天，我们讲“神气舍心”；到了晚上，那个神（魂）就藏到肝里面了，“肝藏血，血舍魂”，这时神就在血里面待着。

▶ 很多人说，怀孕头三个月是不能告诉别人的，很多流产、小产都发生在头三个月，为什么？有可能坐不住神啊！

▶ “舍心”的意思就是“以心为舍”。

10. 为什么做爱的时间、地点、环境很讲究

徐文兵：在胎儿发育的不同阶段，我们能看到：他开始是一个细胞，后来像个小蝌蚪，再后来像条鱼，最后还像个小猪，那是他的形变。道家还有个观点和理论："三魂"里面，父母各提供了一个。

梁冬：南怀瑾先生在讲《佛说入胎经》的时候，就提到过这个事情。

徐文兵：三魂里面的第三个是谁提供给你的？

梁冬：那我们先讲，父母各提供了哪一个魂？

徐文兵：那个胎光不见得就是你父母提供的，有些人的胎光跟父母都没有关系。比如，两个很不怎么样的父母生了一个很聪慧的孩子，或者很漂亮的孩子，那个胎光就不是父母给的。孩子像爹多？像妈多？可能这孩子以后的行为、性格就像某一个。但有些孩子生出来，爹也不像、妈也不像，如此那个神、那个"神气舍心"就不是来自他父母的遗传，那就来自something！Some，some，some，somebody！我们姑且称之为"游神"。

所以，古代讲胎教的时候，说父母做爱的那个时间、地点、环境是很有讲究的，要避开某些日子、避开某些地方，就害怕有一些不好的游神进来。道家就有这么一种理论，我们现在就姑妄言之、姑妄听之吧！

梁冬：前面呢讲到了一个很有趣的话题，就是这个

◀ 古代讲胎教的时候，说父母做爱的那个时间、地点、环境是很有讲究的，要避开某些日子，避开某些地方。

"三魂"里面，父母各提供一个魂，还剩下一个魂呢，是从哪里来的？

徐文兵：举个例子吧！有些人就记得自己的前世。

梁冬：这个话题有点意思。前段时间我看到美国有一个比较严肃的科学杂志，它讲催眠术。弗洛伊德说催眠就可以看得见、记得住自己的童年，甚至是在子宫里面的样子，甚至是再往前推，用力过猛就推到上一世了。

徐文兵：中国民俗对这个的解释就是：人首先要相信有轮回转世的。那么，转世之前呢，他就喝一碗孟婆汤，孟婆汤的功效是什么？忘掉，全忘掉！有些人就漏掉，没喝或者是喝完吐了，就带着前世的一些记忆转世进来了。

其实，我们每个人都有过一种感觉：有个新地方你来了，感觉仿佛来过；或者你看见一个人，遇到某件事，觉得以前好像涉及过，就有点时空穿越的那种感觉。

我觉得，以一种科学的态度来讲的话，应该对此现象客观地观察、了解，这就涉及到了形而上的一些东西——"神气舍心"。"神气舍心"的意思不是离开，而是以心为舍，把心当成家。

▶ "神气舍心"的意思不是离开，而是以心为舍，把心当成家。

11. "魂魄毕具，乃成为人"

人的"魂""魄"是什么样子

梁冬：什么是"魂魄毕具"呢？

徐文兵：这个很关键，我们说十月怀胎，不仅指的是他的肉形、气脉发展到一定程度，最关键一点还要"魂魄毕具"。

梁冬：前面我们讲到了三魂，有胎光，有幽精，还有一个叫爽灵。七魄是什么呢？

徐文兵：我们为什么说这个人神魂颠倒，或者魂飞魄散？魂和魄的区别在哪儿？其实，我们说的"魂"——胎光、爽灵、幽精，都是人的一种非常高级的神的活动，它代表了神的最高境界。

我们经常说"野蛮其体魄"，说"这人很有魄力"，那么"魄"是什么东西？"魄"的层次比"魂"差一点儿，它指的是不动心、不动脑子的一种神经系统高级反射。比如，手碰到火炉子上，唰地收回来了，动脑子了吗？没动！等你说，哎哟，会烫我手哦，会起水泡，会感染，你再抽回来，晚了！另外，看见美女，忍不住多看几眼，并不代表你就爱上她了。这些都是人本能的一种反应。

所以，控制体的那套东西，我们就称为"魄"。所谓增强魄力，其实是增强不过脑子的一种本能反应。我有一个学生，以前接篮球时，球砸在脸上才有反应。后来练太极拳，接篮球时再没砸过眼镜。为什么呀？魄力提高了。"魂"和"魄"

> "魂"——胎光、爽灵、幽精，是人的一种非常高级的神的活动，它代表了神的最高境界。

> "魄"的层次比"魂"差一点儿，是人本能的一种反应。

怎么写？

梁冬："魂"是一个"云"加一个"鬼"；"魄"是一个"白"加一个"鬼"。

徐文兵：那是什么意思？为什么两个字都有"鬼"？

白天，人表现出来的所有状态，不管是"魂"还是"魄"都叫神，它是申张的意思。晚上呢？在那个阴的状态中，神还在工作，但只是一部分在工作，有一部分就去休息了。谁去休息了？"魂"休息了。还在工作的那个叫什么？叫"魄"。所以，带个"鬼"字的意思是，本来应该在休息时出来的那种神叫阴神，白天的叫阳神，我们都称之为"鬼"。

> ▶ 本来应该在休息时出来的那种神叫阴神，白天的叫阳神，我们都称之为"鬼"。

"云"和"白"是什么？白，我们说你这个白话蛋，自白，说话的意思。云呢？古人云、子曰。"云"也是说话，它是个动态的意思。

在古代，还把"魄"叫月亮！新月出来了，露出个小月牙。亮的那边叫什么啊？叫"魄"。暗的那边呢？叫既生魄。比如说月亮从新月开始越来越大，变成满月（十五、十六满月）了，这叫生魄，月亮里面白的那一部分叫魄。然后，从满月又变成残月，这叫既死魄。

不管既生还是既死，月亮反射出太阳的那道白光，叫魄。神虽然睡觉了，但是还有一些余光在照耀着，还有一些在我们身体里面工作，这叫魄。

所以，观察一个人的魄，就要看他睡着后是什么样。那么，一个得呼吸睡眠暂停综合征的人哪儿有问题？魄有问题。

> ▶ 现在，很多人都得了失魂落魄的病，如同行尸走肉。

我们说失魂落魄，他丢了这个魄了。现在，很多人都得了失魂落魄的病，如同行尸走肉。

梁冬：我以为就是打鼻鼾、打呼噜，痰多而已。

徐文兵：不是。你想想他白天为什么不打呼噜？

梁冬：侧着身睡觉，他就不打呼噜了，躺着就打。

徐文兵：这个动作本身是清畅我们呼吸道的，它是人的一种本能反应。如果人清畅呼吸道的本能反应消失了，或是变弱了，他就好像被痰堵着，或者被小舌头压着了。这时候魄力不够，或者没这个魄力了。有些人睡着睡着就过去了，那是管心跳的魄有问题。

还有，你晚上吃完饭，第二天早晨起来又饿了，你的胃肠道是不是还在消、还在化？是不是也有一个什么东西在控制它？如果你头天吃完饭，第二天打嗝，还那个味，没消也没化，这说明什么？又丢了一个魄。

梁冬：有些人的魄丢了还会回来的？

徐文兵：招魂招魄嘛！屈原说，"我有迷魂招不得"，那是他没找中医。另外，头天喝水，第二天早上起来撒一大泡

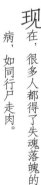

屈原说，"我有迷魂招不得"，那是他没找中医。

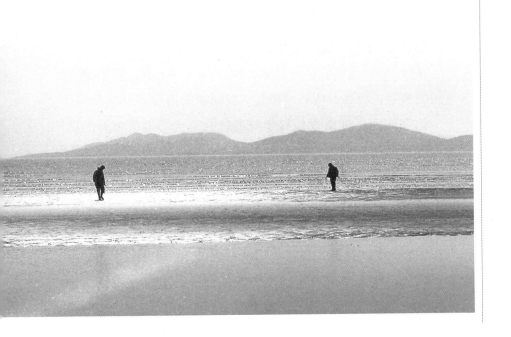

现在，很多人都得了失魂落魄的病，如同行尸走肉。

尿，正常。不起夜，就是肾气足，魄力也足。好多人晚上起夜，一次两次三次；还有人不起夜，做梦找厕所，找着了，哗就尿，尿床上了——又一魄出了问题。

梁冬：魄比较好的，找厕所找半天，可找着了，哎呀，裤子解不开，急哟！那就是还能控制嘛。

徐文兵：还有一个魄是管性功能的。头天夜晚有性爱，没劲儿了，累了。第二天早上又生机勃勃，又来一次"晨练"。怎么恢复的？它又是个魄。岁数越大，这个魄力越差。有时候早上起不来，隔一个月以后才能起来，这个魄力又弱了。所以，观察人在睡梦中的表现，比如说我睡得热了，蹬蹬被子；我冷了，把边上人的被子扯过来盖，这也是魄。

一个人身上最关键的魄是什么——警觉。外面有点风吹草动，你看有些人睡得跟死猪似的，有些人就能感觉到这气。

梁冬：这是好，还是不好呢？

徐文兵：睡得过死、过敏感都不好。还有人敏感到什么程度——洗手间滴答水，他一晚上都睡不着。

梁冬：那就是魄飞出去了？

徐文兵：我们后边可以给大家讲讲不同的魄，它们都有不同的名字，而且很明显地带有一些动物的痕迹。

这些东西，你用现代科学或者什么现代心理学解释的话也可以。但是，中国人在很早时就认识到了这些形而上的人的心理、精神活动，而且把它分成了七大类，每个类都有不同的名字。从它们的名字就可以看出来，所谓的这些神经系统反射，带有很多动物本能。比如说，七魄里面有个魄叫伏矢，还有一个叫臭肺，臭就是那个"嗅"。

总之，魄有七个名字，七个魄分别带有不同的功能。一个健康的人是"魂魄毕具"，就是说"三魂七魄"都存在了。

▶ 一个人身上最关键的魄是什么——警觉。

▶ 一个健康的人是"魂魄毕具"，就是说"三魂七魄"都存在了。

12. 养生的最高境界是养神

梁冬：是物质产生神？还是神产生了物质？

徐文兵：从大家能理解的角度讲，是先有物质，后有功能，在功能基础上产生的火花就是神。人有肉身，又是个活体，有运、有动，然后产生了情绪、思想、感情，这叫物质产生神。

女人制造卵子，男人制造精子，精子、卵子都是物质。但为什么有些人就没有精子？或者精子存活率低，数目也少，甚至活动度差，这一切都源自于生殖功能，我们称之为气。你有这套系统、有这套机器，然后你才能制造精子、卵子。那么，气背后是什么？谁让气制造出成千上万上亿个小蝌蚪的？到底是物质创造了神，还是神创造了物质？其实这不是矛盾的，而是一个圈儿。

《黄帝内经》在这儿就谈到了父母、血气，然后谈到了"神气舍心"。"神气舍心"这句话很熟悉，"上古天真论"里已说到："故能形与神俱，度百岁乃去。"说我们的心就像一个小旅馆，我们的神就像一个客人，它住你这儿叫"舍心"。住在你家，你把它伺候好了，它就跟你多待一会儿，你的生活质量也高一点；伺候不好它呢，形和神就分开了。

梁冬：经常换房子住的人，根据"天人感应""天人同构"的原则，他藏在心这个宿舍里面的神会感到不安的。

徐文兵：现在比较流行出国旅游，出国旅游有个什么问题？倒时差。

什么叫倒时差？现在科学解释叫生物钟紊乱，该睡觉的

▶ 到底是物质创造了神，还是神创造了物质？其实这不是矛盾的，而是一个圈儿。

时候人家的天是亮的，你该起来工作了。什么叫生物钟？它由谁控制？中医生物钟就规划得更详细，比如说：早晨三点到五点，肺开始工作；五点到七点，大肠开始工作，排便；七点到九点，胃开始工作，吃早饭了。如果分析得更细，就是说你的魂魄在掌管这些事情。另外，长途旅行的时候什么被改变了？

梁冬：身体改变了。

徐文兵：你借助了一个能量，把你的肉身推到了另外一个时空。这时，谁没跟上？

梁冬：那只能是魂魄喽！当年一个英国人在一本写他们去非洲的游记里面，说非洲原始部落的人也是这样，走一段路他就得停一停，说得让它（魂魄）跟上。

徐文兵：我观察过，人在高速飞行的时候是出神（神气没舍心）的。因为神本来就好像是你兜儿里揣的一个东西，你要走时得带着它走，它如果掉在你后面，你就会出神的。还有的人不敢坐飞机，这些人也是出神。所以，这种东西你怎么解释它？它不是个物质。

我曾为一个幽闭症病人做过调治。什么叫幽闭症呢？不敢待在一个密闭的空间里，一待着就觉得呼吸喘不上气儿。这人以前做过飞行员，开过飞机。你要是从理论或者是情感上解释他胆小、害怕的原因，解释不通。你为他做心理咨询，跟他讲怎么安全，怎么可靠——没用。什么问题？神气没舍心。他的神就是在外面飘着呢。所以当你给他调整生理，导引他的"神"归位后，他就没事了。

我给他扎针时，他都得开门，门不能关，甚至他边儿上还必须躺一个人。我们那里一般都是一个诊室躺一个人调理，他必须得跟别人一屋，还得跟那个人说着话，否则他躺那儿

▶ 人在高速飞行的时候是出神（神气没舍心）的。

▶ 神本来就好像是你兜里揣的一个东西，你要走时得带着它走，它如果掉在你后面，你就会出神的。

就觉得恐怖得要死，喘不上气来。这也叫神气没舍心。

这里插一句，关于"导引"，上次我们说"導"底下是个"寸"。有的朋友就跟我说古体字底下其实是个"手"，用手指给你正确的方向叫"導"。在此感谢你们。

梁冬：所以，"黄帝曰：何者为神？岐伯曰：血气已和，营卫已通，五脏已成，神气舍心，魂魄毕具，乃成为人。"换句话来说，一个人的形成是有阶段性的。

徐文兵：魂魄毕具，如果缺一两个魂魄，就得赶紧去修补。所谓修身，就是要为我们的魂魄提供一个安身立命之所，所以，修身非常重要。

现在，我们人都带着一个破碎的身、一颗破碎的心在外面混。外面有个风吹草动，马上就对自己的魂魄造成伤害，于是人都失魂落魄，而失眠、抑郁、狂躁等毛病，都和失魂落魄有关。抑郁的人，为什么最后觉得生不如死，非要了结自己？当他的神不在的时候，"鬼"进来了，鸠占鹊巢。你自个儿的家被"鬼"占了，"鬼"就会引导你走向灭亡，这也叫导引，但它指的是负面的那条道儿。

本来，人的生老病死、生长壮老是个自然的过程，但如果你中间出了问题，就启动了一个走向灭亡的程序，"趁早了结吧，你们这种人就该被淘汰"。

作为医生来讲，他是医者父母心，就觉着一个人不应该这么过早地消亡掉，然后想办法把病人体内存在的阴寒物质、能量和那种比意识还高、姑且称之为"鬼"的东西去掉，让他的"神"又回到本位上。

神是申张的，是主阳气、阳光的，神气是通天的，而"鬼"却引得大家归地。"鬼"者，归也，就是往下走。所以说，养生的最高境界是养神。

13. 伤什么别伤神

梁冬：说到神这个东西，有些朋友就会觉得是不是太玄了？所以你能不能站在另外一个语言体系，比如说，西方或者是现代的语言体系中来讲讲神到底是怎么回事？

徐文兵：正常人，都有求生的欲望，而抑郁症的人到了晚期，整天脑子里想的就是我怎么去死。在他们心中，死已经不成个问题，而是怎么死的问题。那么，促使他产生这种"想死"的背后是什么？是不是一种能量？能量背后又是什么？是个念头。念头从哪儿来的？我们说只有阴寒的东西——物质，会产生一种阴寒的气，而这种气，会让你产生一种阴寒恶毒的念头。

有些抑郁症患者是先杀自己的家人、亲人，然后再杀自己。促使他们这么干的动机是从哪儿来的？这种阴寒的东西是从天上掉下来的吗？难道是突然天上有个人说"你去死，他去死"？不是吧，都是自己身上产生的。那么怎么产生的？我觉得还得从肉身着手来解决人的这些精神、情感等问题。

高层次的大夫，直接就把你这种阴寒负面的东西赶走就完了。首先是消灭它的根据地，然后切断它的营养——气血的供应线。

我接触的很多病人，本来怀着特别阴寒、恶毒，甚至要死的念头进来，出去后心情就变了。怎么变了呢？中间发生什么了？我把他身上阴寒的根据地和基础捣毁了。

梁冬：什么东西是阴寒的根据地和基础呢？

▶ 阴寒的东西——物质，会产生一种阴寒的气，而这种气，会让你产生一种阴寒恶毒的念头。

徐文兵：阴寒的痰、瘀血、气，这些东西聚到了人的心包和心那些脏腑经络里面，就会让人产生种种负面的念头。当一个人心寒了以后，神气就没法在心里面待着了，他就老是特别沮丧，脑子里面就充斥着一种念头：逃离这里，不如归去！所以，就想一死了之。

现在碰到这种病，有些人还这样劝人家呢——往开想。我说这整个就是耽误事儿。劝有用吗？其实病人早就知道，道理上都明白，意识层面上也懂。你得想办法怎么深入到人的内心，触动人家心神。

我有个病人，他说自己怎么跟那个盘丝洞的蜘蛛精一样吐那么多痰。他问我：痰从哪儿来的？我答：痰是你自己长出来的呀！如果你不吐出来，让它凝结成形，总会在某个地方出现。通过这种调理，他内心那些不好的念头没了，从此以后，再不记，不想了。所以，越调治这种病，我越觉得《黄帝内经》伟大！神奇！

梁冬：前两天，我站桩的时候感觉有气在心包经里走。当天晚上，做的梦都是特别好笑的，我都不知道是什么梦。

徐文兵：咯咯乐，心气足就喜，心气太足了就会"喜笑不休"；心气虚则悲啊！心气虚了，梦见的全是分离的梦，跟人分离，然后丢钱包。

还有的人抑郁到一定程度，会梦见他认识的死人，梦里面知道那人已经死了，但又想不起来这人为什么又活了。而且有的人会梦见这个人要拉他走，然后，他说，我不走。

梁冬：这说明什么呢？

徐文兵：梦到的都是那种阴寒的东西，我们叫"鬼"。我最近调治了一个扎完针后上吐下泻的人。她最早是失眠，后来抑郁得特别厉害。她说失眠是因为她的一个哥哥突然遭

▶ 阴寒的痰、瘀血、气，这些东西聚到了人的心包和心那些脏腑经络里面，就会让人产生种种负面的念头。

▶ "痰"也是我们自身长出的，如果不吐出来，让它凝结成形，总会在某个地方出现。

变故去世了，自从参加完他的葬礼以后，她回来就睡不着，抑郁得不行。后来她跟我说，经过我的调治后，就觉得好像从梦中醒来一样，回家睡了几个好觉。她说梦见哥哥来拉她，她就推他，说她不去。我对她说："你这病一定快好了！"后来，她果然慢慢地就不抑郁了。

如果负面的信息和能量进入到一些母亲的"基"不够、父亲的"楯"又不强的人身上，就容易出问题。刚出生不久的小孩子，气比较弱，有经验的老人就会说小孩子不要见生人。为什么产妇要坐月子，过了百天才出来呢？就是怕冲撞。

梁冬：保姆和月嫂算是生人吗？

徐文兵：不算。但是保姆和月嫂一定要挑健康的人，要感觉气的好坏。你现在不是站桩嘛，你应该能感觉到谁的气好，谁的气不好。

梁冬：有时什么事发生之前，自己大概都有感觉。

徐文兵：这叫"血气已和，营卫已通，五脏已成，神气舍心，魂魄毕具，乃成为人"。我建议大家没事的时候叨咕叨咕这几句话，对自个儿的心神不定、不安、不宁都很有好处。

▶ 刚出生不久的小孩子，气比较弱，有经验的老人就会说小孩子不要见生人。为什么产妇要坐月子，过了百天才出来呢？

▶ "血气已和，营卫已通，五脏已成，神气舍心，魂魄毕具，乃成为人"。我建议大家没事的时候叨咕叨咕这几句话，对自个儿的心神不定、不安、不宁都很有好处。

14. "人之寿夭各不同，或夭寿，或卒死，或病久，愿闻其道"

健康的人不见得长寿，长寿的人不见得健康

梁冬：黄帝又说了："人之寿夭各不同，或夭寿，或卒死，或病久，愿闻其道。"他开始进一步问了。

徐文兵：最早问的是根，现在往深里问了，这就是我们说的遗传的问题。当今科学也是这样，人得了病，一说都是遗传、基因的问题。

比如你得了糖尿病，说你有糖尿病基因；你肥胖，说你有肥胖基因。这就是那种浅薄的唯物主义者没招了，就从DNA上找原因，这些人就应该去上上哲学课。我有好多病人也问我："你看我这病是遗传病吗？我妈高血压，我爸高血压，我也高血压，这不就是遗传吗？没招。"这种人的典型思维叫什么——有因必有果。

有基因，有遗传的可能性，你就会得这个病么？你要不给它提供条件呢？也不会得，是不是？

所以说有了父亲的气和母亲的血做为根基，但是你是否能健康？不一定！你妈长寿，你爸长寿，你就长寿吗？有因不见得有果。这不黄帝就问了，说我又发现：人活着，寿夭各不同。夭，夭折的夭。像"天年"那个"天"上面是一横杠，这夭是一撇。

▶ 你妈长寿，你爸长寿，你就长寿吗？有因不见得有果。

梁冬：对，平常没认真看，真的很有意思啊，为什么夭和天写得那么像呢？

现在猝死的人太多了，一下就没了。其实没有偶然，没有突然，只有必然，是慢慢积累起来的。

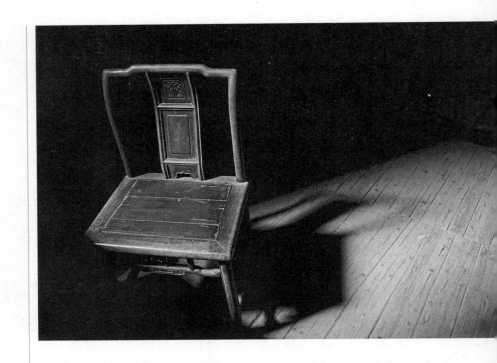

▶ 活两个甲子叫尽其天年，你要没活过60岁都算夭折。

▶ 虽然你爹妈给你的精血都很足，但你瞎折腾，这就导致人的寿夭各不同。

徐文兵：嗯，本来该尽其天年，结果中间打了个折扣，一下就变成夭。以前说小孩子死了叫夭折。其实我告诉你，寿和夭是反意词。"寿"我说过，活过60岁为一甲子，就过了一寿。活两个甲子叫尽其天年。你要没活过60岁都算夭折。

要是死在女人身上呢？那碰到妖精了，"夭"加个"女"字边——"妖"精。其实这就是说"以酒为浆，以妄为常"。虽然你爹妈给你的精血都很足，但你瞎折腾，这就导致人的寿夭各不同。所以黄帝问：我发现人有的活的长，有的活的短。"上古天真论"是怎么说的呢？"上古之人，春秋皆度百岁，今时之人，年半百而动作皆衰者，何也？"

黄帝在这儿又问了，"人之寿夭各不同，或夭折或猝死。"猝死就是看着好好的，一下就没了。

梁冬：有两种，一种是自己突然那个了；还有一种就是外界的某些因素。

徐文兵：那叫暴死。外界那个就不好说了，原因更大。我们就说人为什么会猝死吧！现在猝死的人太多了，比如因心脏病，或者脑血管病，一下就没了。其实没有偶然，没有突然，只有必然，是慢慢积累起来的。你说有的人活的长，有的人活的短，有的人突然就没了，有的人尽管活的也挺长，但一直是个病秧子。

曾经有人问我："徐大夫，您说健康人是不是就长寿？"我说可不是，健康的人不见得长寿，长寿的人不见得健康。这就是很有意思的一个事情。

很多很健康的人，为什么会突然暴死？因为他们虽然汽油也足，管道也通畅，但哗一下燃烧，就愿意灿烂地活一下，这是他们追求的价值观，所以就会早死。而有些人尽管病久，但活得很长。这里面又是什么原因呢？黄帝说"愿闻其道"。"道"呀！

梁冬：这个"道道"在哪儿呢？岐伯曰：五脏坚固，血脉和调，肌肉解利，皮肤致密，营卫之行，不失其常……"原因很长，慢慢来吧，一句一句来。

徐文兵："上古之人其知道者，法于阴阳，和于术数，食饮有节，起居有常，不妄作劳。"知"道"，"道"是什么？

梁冬：这个问题很有意思！我们已经讲这个《黄帝内经》这么长时间了，但实际上有些问题并没有真正的深入进去，比如说神和道这些东西。什么是道？我们都知道黄老之术，《黄帝内经》和老子似乎一直以来就是一个系统的。

徐文兵：你说的是黄老之术。

梁冬：对！黄老黄老！还有黄老之道。

徐文兵：道是最高境界。

现在猝死的人太多了，比如因心脏病，或者脑血管病，一下就没了。其实没有偶然，没有突然，只有必然，是慢慢积累起来的。

有些人尽管病久，但活得很长。这里面又是什么原因呢？

道是最高境界。

15. 生命的保护神

三魂七魄

梁冬：前面，我们讲到了"三魂七魄"。三魂和七魄一般人都知道。但究竟是哪三魂呢？

徐文兵：一个是"胎光"——你的生命之光，是你的元神。它没了，人就没了。另外一个是爽灵，它决定你的机灵程度或者说智力、慧力。人有没有慧根？这是"爽灵"决定的。

梁冬：说到这儿，很多父母就会问一个问题：中医有什么方法可以开发小孩子的"爽灵"，也就是增强他的智力呢？

徐文兵：首先，要把外界影响他、伤到他的因素给除掉。磨砖成不了镜，他本来就不是那块料，吃这个、那个的什么东西，最后把他弄得机灵了，不大可能，他有他的天性。所以，孩子从小我们就应该观察、顺应其天性，为他设计一条人生之路，而不是说从小就人为地要把他弄成什么样。现在很多人给孩子瞎吃，反而把孩子活活地吃坏了。

梁冬：教育以人为本。

徐文兵：这也叫"爽灵"。第三个魂叫"幽精"。听这名字有什么感觉？

梁冬：觉得很飘渺。

徐文兵："曲径通幽处，禅房花木深。"阴暗的、晦暗的、潜藏的。它其实是决定了一个人的性取向、性癖好。决定了你爱什么样的人，会对什么样的人一见倾心，也决定了人的

▶ "胎光"——你的生命之光。人有没有慧根？这是"爽灵"决定的。

▶ 中医有什么方法可以开发小孩子的"爽灵"，也就是增强他的智力呢？

▶ 教育以人为本，这也叫"爽灵"。

生育能力。有人为什么会出现一些奇奇怪怪的性变态行为，就是从这儿来的。

梁冬：弗洛伊德说，性变态跟童年的某些压抑有关。

徐文兵：那是他的看法。道家认为这些都是终生不变的。什么叫神？什么叫心？这些天赋的东西终生不会变。所谓意识，或者叫 mind，说的是人出生以后后天教育给他的东西。还有人说，小时候把男孩当女孩养，最后男孩就变成了那种性取向。那只是一小部分原因，可能这种人的"幽精"属于墙头草，可以这面，也可以那面，不是也有双性恋嘛，这是被诱导的结果。但有些人就是固定不变。

道家看这个事很达观，叫"各从其欲，皆得所愿"。你先发现他是什么天性，然后照他的天性去培养就可以了。有的人看到了很不自然的事，就想改变自然，愣想把人家给转回来，把人看成是精神病，要给人治。怎么治呀？当你有这种性冲动的时候，你就弄根猴皮筋儿弹自个儿，就是让你产生巴甫洛夫的条件反射，一想起这个就疼，一疼就不想，这就是"人定胜天"。

梁冬：现在，从大环境上来说，大家思想比较开明了，都承认这是一个客观现实，各从其愿嘛！

徐文兵：性取向有问题的人都是"幽精"偏异性那边的人，这种人"爽灵"都特发达。道家也发现是这样，我接触过的有些病人也是如此。

梁冬：说完了"三魂"，还有"七魄"。其实，魂和魄是不一样的。

徐文兵：魂比魄高级。按道家的观点，你在静坐内观的时候，能体会到魂，它是着红色衣冠的三个小人，在心这儿。

我们碰到一些陌生人的时候，会有些不安全感，这是人

◁ "幽精"，决定了你爱什么样的人，会对什么样的人一见倾心，也决定了人的生育能力。

◁ 道家讲究教育孩子是发现他是什么天性，然后照他的天性去培养就可以了。

◁ 魂比魄高级。

的本能。而碰到自己心爱的人，会拥抱一下，这是魂在相聚。

七魄的层次要比三魂低，而且明显带有一些动物的残留信息。从七魄的名字也能看出来，有的叫"伏矢"，有的叫"尸狗"，像狗一样。而且七魄的颜色是黑的。

梁冬：那到底七魄是什么样的东西？从中国道家或者《黄帝内经》的讲述里面，它又是如何演绎的呢？

徐文兵：道家说魂是三个人形的东西，而七魄是动物形的。有的像狗，有的像没发育好的鱼，它的反射相当于人的神经反射，不过脑子、不动心。

举个简单例子，看见美女你多看一眼，这是动魄了；你若真爱上她，那就是动魂了。

魂是红色的，人形，层次比较高。因为人是经过几亿年、几亿万年，从一个三叶虫，小虫子，逐步像条鱼、像头猪，这么一步步进化过来。说白了，我们有兽性，有动物的本能。很多人讨论"人之初，性本善还是性本恶"，我说那得看你的魂的力量大，还是魄的力量大。你不能说逮着一个人，囫囵吞枣就说他是善或者恶，不见得。

▶ 七魄的层次要比三魂低，而且明显带有一些动物的残留信息。

▶ 看见美女你多看一眼，这是动魄了；你若真爱上她，那就是动魂了。

▶ 很多人讨论"人之初，性本善还是性本恶"，我说那得看你的魂的力量大，还是魄的力量大。

16. 专在夜间清除身体有害物质的 "杀毒软件"

七魄之"吞贼"

徐文兵：我建议大家晚上日入而息，要沉睡。因为根据人清除体内异己的功能（现代医学说的免疫功能）来说，身体工作一天了，会有不少外界的虚邪贼风或者叫病毒、细菌的东西进来，而清除它们的最好时机就是晚上睡觉的时候。

有一个魄专门负责这事，它偏于动物的本性，专门在夜间清除身体有害物质。你知道那个魄名字叫什么？

梁冬：杀毒软件。

徐文兵：它叫"吞贼"，"吞"，狼吞虎咽的"吞"；"贼"，虚邪贼风的"贼"。人的免疫系统里面有个细胞叫"巨噬细胞"，看见身体里有细菌病毒了，就把它吞噬，所谓"吞贼"。

有一个成语叫"神魂颠倒"，什么意思呢？神是什么时候工作？白天；魂是晚上工作，神晚上是休息的。所以，神魂颠倒的意思是白天魂出来，晚上神出来，这就把整个系统搞乱了，该"吞贼"的时候吞不了贼，久了，"神魂颠倒"的人身体就会长出异物，先长个良性的这瘤那瘤的，脂肪瘤、神经纤维瘤、乳腺增生、子宫肌瘤、卵巢囊肿……全是异己。为什么长出这些异己分子啊？"吞贼"的功能被削弱了。该让吞贼出来"吞贼"的时候，你老人家干别的去了。

梁冬：所以，大家还是应该日出而作，日落而息，该睡就睡。

▶ 神魂颠倒的意思是白天魂出来，晚上神出来，这就把整个系统搞乱了，该"吞贼"的时候吞不了贼，久了，"神魂颠倒"的人身体就会长出异物。

▶恶性肿瘤是
怎么产生的?

徐文兵：有些人为什么长一恶性肿瘤？你想想，它是个有形的物质。怎么来的呢？前面是一个无形的能量。再往前，是一种信息——或者是感情，或者是不好的情绪。

人肯定每天体内有异己的东西进来，要产生这种垃圾。你看很多人平复情绪，都是在睡梦中完成的。我们都爱说的一句话叫"祝你做个美梦"。本来想捡个钱包，晚上做梦捡了，第二天心情挺好。我的很多病人有郁怒发泄不了，因为他白天不可能发泄。

▶很多人平复
情绪，都是在睡
梦中完成的。

有个病人跟我说她昨天做了两个美梦，我说是中彩票还是怎么？她说不是，她说她终于对着欺负自己20多年的那个大姑子（他们家庭不和，原因就是丈夫的姐姐老是干涉他们家的事）说了一句憋了20多年的话。在梦里，她对着大姑子说："你去死吧！"这叫什么？人体自我修复。当我们把她魄的功能慢慢修复好后，体内的坏情绪、脏东西就被"吞贼"全部干掉，人又活得清爽了。

不好的情绪、感情、气，会变成有形的物质。恶性肿瘤就是由此而生的。

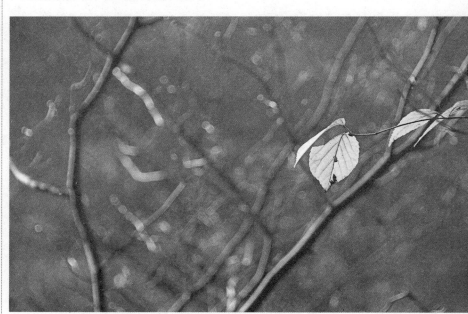

17. 主管人的睡眠

七魄之"尸狗"

徐文兵：第二个魄叫"尸狗"，尸体的"尸"，"狗"就是我们可爱的狗。

梁冬：有的人睡不着，有的人又不易醒，都是尸狗出了问题。

徐文兵："尸狗"什么意思呢？这个狗在看家护院时它非常警觉。狗前面加了个"尸"，"尸"和"狗"本来是很矛盾的，但其实代表人的一个魄，就是说人即便睡着了，他对周围也是有感知的。你这个魄力好的话，外面有人敲门或者有人要偷你家东西，它就有警觉。但它如果出了问题，就会出现两个极端。

第一个极端是过度警觉。洗手间的马桶滴了点水，就睡不着。然后，明天早晨6点要早起，结果一晚上都不睡，上个闹钟也起来半夜看看；另一个极端是过度不警觉，睡得跟死狗似的，沉睡不起。平时，我也能接触到这样的病人。一看，都是"尸狗"出问题了！

梁冬："尸狗"怎么调呢？

徐文兵：任何这些神、灵、魂魄的病，都要治心。心就像一个指挥家一样，调整整个身体节奏——"君主之官，神明出焉"。其实，这些高级层次上的病，全都是心病。人到了魂魄出现问题的时候，就病得不轻了！

有的人睡不着，有的人又不易醒，都是尸狗出了问题。

有的人过度警觉，马桶滴滴水就睡不着觉。另一种是过度不警觉，睡得跟死狗似的。哪个魄出问题了——尸狗。

人到了魂魄出现问题的时候，就病得不轻了！

18. 除掉身体代谢出的废物

七魄之 "除秽"

晚上9点到11点（亥时）是三焦工作的时间，这时睡觉的话，"除秽"的功能会发挥到极致。

徐文兵：七魄里面还有一个挺有意思的魄叫"除秽"，大扫除的"除"，污秽的"秽"。

梁冬："除秽"和"吞贼"有什么区别呢？

徐文兵："贼"是外贼，"秽"是内秽，自己代谢产生的废物。我经常跟大家说，人最好的睡觉时间应该是三焦工作的那个时间。三焦又叫胰腺。洗手的那个东西叫什么？胰子。把手洗干净，是不是除秽呀？

晚上9点到11点（亥时）是三焦工作的时间，这时睡觉的话，"除秽"的功能会发挥到极致。

梁冬：所以，老年人要想长寿，看完《新闻联播》就睡。

徐文兵：现在江河污染比较严重，就好像我们身体里面血液被污染了一样。有些人血液里面出现很多油脂，有些人还有什么尿酸。怎么尿酸跑到血里面去了？五脏本来藏精的，现在五脏变成了"脏"，脏器藏污纳垢，血液污秽。

有的人活着活着，眼睛就变污浊了。这些秽物为什么留在你体内？为什么有些人出现便秘，尿不出来，或者大便不痛快？因为你的一个魄——"除秽"出问题了。

我们看小孩子，眼睛那么清澈明亮。而有的人活着活着，眼睛就变污浊了。这些秽物为什么留在你体内？为什么有些人出现便秘，尿不出来，或者大便不痛快？因为你的一个魄——"除秽"出问题了。

19. 调节人体的呼吸

七魄之"臭肺"

徐文兵：还有个魄叫"臭（xiù）肺"，或者"臭（chòu）肺"，它对呼吸有调节作用。"臭"是"嗅"觉的"嗅"去掉口字边，其实就是"臭肺"。另外，人睡着了以后还有呼吸吧？有"呼"有"吸"。还有那个休息的"息"字，很多人就不认识。有人说："徐大夫，我休息不好。"我说："你是休不好，还是息不好？"

"休"是肉身放倒了靠着树，靠着个木；"息"是说健康的人呼和吸之间是有停顿的，这个停顿叫息。息越长，说明肺活量越大，或者是吐纳呼吸的功能越好。

不健康的人是什么？上气不接下气，根本没有停顿。没有息，就是"生命不止，战斗不息"。

人在睡着以后，这个呼吸功能很有意思，它同时受两套系统支配。而像我们其他的功能，比如心跳、胃肠蠕动是受心神控制的，或着说受魂魄控制，它们不受你意识控制，你不能说我的心跳快点、慢点吧。但是，这个肺它同时受两套系统控制，你可以不管它，它自己在那儿呼吸，你睡着了它也可以呼吸；你也可以用意识控制它，就是喘喘气，调调。

所以，肺正好是我们的心神（天赋的心神）和后天意识中间的一道桥梁。如果想要心神被影响或不受影响，怎么办呢？通过调整呼吸、调息，搭个桥过去就行了。

梁冬：很多人晚上打呼噜，打到一半突然停在那儿，很吓人的，你得赶紧摸一下。

◀ "休"是肉身放倒了靠着树，靠着个木。"息"是说健康的人呼和吸之间是有停顿的，这个停顿叫息。

◀ 不健康的人是什么？上气不接下气。根本没有停顿，没有息，就是"生命不止，战斗不息"。

◀ 这个肺它同时受两套系统控制，你可以不管它，它自己在那儿呼吸，你睡着了它也可以呼吸；你也可以用意识控制它，就是喘喘气，调调。

徐文兵：这叫呼吸睡眠暂停综合征，现代医学的名词。其实就是我们的"臭肺"不工作了之后，开始是呼吸暂停，结果是心跳骤停。

梁冬：其实，平常很少有人注意到自己呼和吸之间这短暂的停顿。

▶ 息是呼和吸
之间的停顿。

徐文兵：没有。关于"息"，很多人不认识这个字，包括我。我最近几年研究汉字，后来读南怀瑾老师的书，人家给我一下指清了，息是呼和吸之间的停顿。我突然意识到原来如此。

梁冬：人生也就在这一呼一吸之间。孙思邈老先生就讲过，人一生一天有多少吸，一年有多少吸，都是有定数的。

▶ 明白呼吸真
谛的人就是那种
非常缓、不急的
人，包括心跳相
对慢的人，他们
都是长寿的人。

徐文兵：心跳、呼吸都有定数。明白呼吸真谛的人就是那种非常缓、不急的人，包括心跳相对慢的人，他们都是长寿的人。呼吸急迫、窘迫、上气不接下气的人，甚至张口抬肩去喘、去哮的人……这些人都活不长。

梁冬：刘力红老师曾经讲过这件事情，他说人生中什么叫"气数"？就是呼吸的次数。

▶ "气数"？就
是呼吸的次数。

徐文兵：你呼吸得短，那么你的整个数量就用得快，很快就没了。所以，很多人经脉通畅以后，他的呼吸都能透得很深，就是一口气下去到脚后跟了。我们现在人都是什么？呼吸很浅表，最后一口气捣不上来——咽了气了。

梁冬：提醒大家，如果有意识地想到自己正在呼吸，你就是一个人。平时请尽可能地把气往下引，坚持下去，如果气不能到脚后跟，起码能够到丹田。如果不能到丹田，起码能到肚脐眼。

徐文兵：总结一下，前面讲到了最重要的一个魄叫"臭肺"。只要你有打呼噜、憋醒，甚至心脏骤停的问题，都要好好调这个魄。

20. 主管人的生殖功能

七魄之"雀阴"

梁冬：有一个魄叫"雀阴"，它是干什么的？

徐文兵：你看它是怎么写的？麻雀的"雀"，阴阳的"阴"。

梁冬：古人取名字很有文化啊！这是不是跟鸟有关的一种本能？

徐文兵：这个魄呢，就是让我们的生殖功能在晚上得以恢复。有人说，那是不是女性没有"雀阴"？不对。男孩子的阴茎我们叫小雀雀，女性的那个阴蒂也相当于是雀，它也是个小突起。

要记住，人的性功能是在晚上日入以后，通过魄的工作恢复起来的。

梁冬：人家说做夫妻运动要在睡前，然后睡一觉，第二天就好了。

徐文兵：如果一个人的魄力，也就是"雀阴"功能好的话，头一天有这种欢爱，第二天照常"性致勃勃"，功能恢复了。

要是"雀阴"的功能弱了，可能一周以后你才能"性致勃勃"。再弱一点，一年，甚至再弱的话就起不来了，这说明这个魄力弱了。还有人的表现是功能不仅衰弱，而且有外面的邪气进来。

梁冬：那是什么呢？

徐文兵：性梦。《伤寒论》《金匮要略》对这方面都有论

◀ 人的性功能是在晚上日入以后，通过魄的工作恢复起来的。

◀ 如果一个人的魄力，也就是"雀阴"功能好的话，头一天有这种欢爱，第二天照常"性致勃勃"，功能恢复了。

述，我的病人里面也有这种情况。就是说男人梦遗，在梦里面云雨一番。

《红楼梦》里面有个贾瑞，单相思爱上了王熙凤，王熙凤又毒设相思局，给贾瑞约上，然后让人家冻一晚上，还给人身上泼粪，最后闹得那哥们儿落荒而逃，那叫落魄，弄得人家最后是看着风月宝鉴死的。看这面，王熙凤招手；看那面，一个骷髅头。最后精竭而亡。这说明一个人失精以后，他的神就不足了，不足了以后，就容易被外界的不良信息、能量干扰，这些东西都要去调他的魄。

前面我说中药里面有能调治这种病的，这个药叫茯苓。

梁冬：茯苓，不是土茯苓。

徐文兵：土茯苓是广州人煲汤、祛湿热的。但我讲的这个茯苓是松树上结的真菌块。把它切好了，有时候拌点朱砂用。这是通灵的。

朱砂

梁冬：朱砂是什么东西？

徐文兵：祛邪气的。

梁冬：我看以前那些道士会用这种东西。朱砂是一种矿物吧？

徐文兵：是硫化汞，它加热以后分解成硫黄和水银，这是古代炼丹的人发现的。朱砂本身的红色叫正红色，跟我们的心血和我们的心神——"魂"的颜色是一样的。

以前，皇帝御批都是用朱砂，颜色千百年不褪。这是味通魄的药。还有碰到一些魄出了问题的人，中医经常会开点

> ▶ 一个人失精以后，他的神就不足了，不足了以后，就容易被外界的不良信息、能量干扰，这些东西都要去调他的魄。

> ▶ 朱砂是祛邪气的。

> ▶ 皇帝御批都是用朱砂，颜色千百年不褪。这是味通魄的药。

琥珀粉，一克或三克，冲服。

梁冬：有用吗？有实践经验吗？

徐文兵：谁能拍着胸脯说百分之百有用？只能因人而异，这是在讲中医的道理。还有，我们这个厚朴中医学堂其实叫厚朴（pò），厚朴（pò）这味药也能通魄。

如果一个人"雀阴"出了问题，就会出现一系列的混乱，有的人会梦遗，有的人会白带过多……这些病，中医都有调它的方法。另外，中医还会用到一些矿物药，比如说"龙骨"——史前动物的化石。

梁冬：现在药店还有卖的吗？为什么会有呢？我觉得这应该是文物了哦。

徐文兵：有的是文物，比如在民国初年发现的龙骨，实际上是殷墟甲骨的一些残片，还有安阳出土的甲骨残片，包括龟板、鳖甲的残片。还有一些牛的肩胛骨残片，有些人就把它当龙骨来用。其实真正的龙骨是动物的化石，不见得是恐龙化石，也许是其他的动物经过多少年形成的。中医用它来驱邪气，安定人的魂魄。

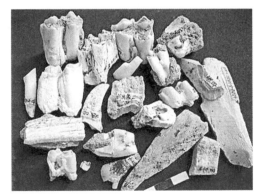

龙骨切片

梁冬：中医真的是个非常伟大的行业，里面有着非常伟大的学问，它也通到了整个中国文化太美的序列里面。

◀ 中医真的是个非常伟大的行业，里面有着非常伟大的学问，它也通到了整个中国文化太美的序列里面。

21.分散毒素

七魄之"非毒"

徐文兵：现在讲的这个魄，名字也挺有意思的，它叫"非毒"！

梁冬：为什么叫"非毒"呢？

毒可不见得是害。

徐文兵：什么叫"毒"？我们经常说"毒害"，以为毒就等于害，一说这人有毒，意思就是说有害。其实，毒可不见得是害。

梁冬：毒是什么呢？

能够把气或者神聚到一点，这叫毒。

徐文兵：是药三分毒。神农尝百草，一日遇七十毒。什么叫"毒"？我们经常说这个人眼很毒，刁钻！手毒！什么意思？凝聚，能够把他的气或者神聚到一点，这叫毒。

比如，我们说一面镜子，它对着太阳照，反射的是太阳光。但要是面凸透镜呢？它就聚光！聚光之处的纸片、木屑就会着火，这叫火毒！喝一杯凉水，当这杯凉水凝聚成一块冰你再吃，这就中"冰毒"了。

当人聚精会神、精诚所至的时候，就形成了一种超强的力量。

精气凝聚在一点的时候叫"毒"，但当我们的精气是散的时候，"毒"没什么用。"好钢用在刀刃上"，当人聚精会神、精诚所至的时候，它就形成了一种超强的力量。

梁冬：什么叫"非毒"？是否就是不要聚在一起？把这个东西给散开？

徐文兵：人在熟睡的时候，有一个魄在工作，把你身体里面聚众滋事的，不管它是热毒还是寒毒，都给散了。散了、分成小块以后，"吞贼"来了，把它吞了。然后"除秽"来了，把它排除掉。流水线作业。我们经常说"解毒解毒"，什么意思？就是把已凝聚成、快成事的那个东西给散了。只有凝聚才会成毒。有人平常买牛黄解毒丸，我说："你们可能把'清热'很肤浅地理解成解毒了。"

　　什么是真正的解毒？什么是疱丁解牛？就是从内部把它的结构瓦解了，这叫解。如果从外部给你解开捆绑，那就叫释。我们经常说"你给我解释一下"，我说："你是让我解一下，还是释一下？"

　　还有我们经常说的"稀释"，也是"非毒"。你吃一个菜，盐放多了，齁齁的，过遍水，稀释开了。所以，大家想一想，那些癌症、肿瘤，不就是"聚"了嘛！它就是徒有人

◁ "解毒解毒"，什么意思？就是把已凝聚成、快成事的那个东西给散了。

◁ 从内部把它的结构瓦解了，这叫解。如果从外部给你解开捆绑，那就叫释。

很多人其实是死于无知，死于无觉。

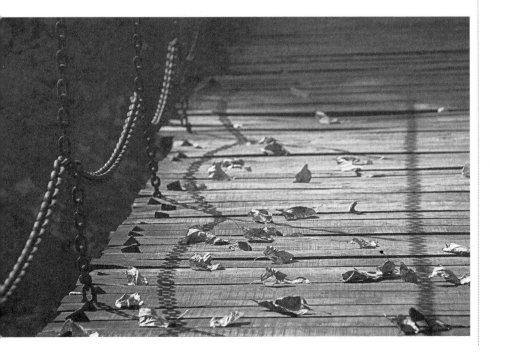

83

在那儿号召，徒有能量在那儿支撑。如果它聚不起来，也成不了气候。

曾有一位年轻女演员不幸去世了，生前她说她演戏、拍电影时曾经五天五夜没睡觉，人都木了。所以，我们要想一想，睡着以后干吗？"非毒"。

梁冬：原来我们身上的免疫系统，其实可以拆解成若干功能。

徐文兵：道家早就发现了它们，而且给予了适当的名称。

梁冬：不仅很精准，而且很漂亮。

徐文兵：现在，很多女性是自己发现乳腺癌的，摸了半天，这儿怎么长了东西？再看有橘皮一样的皮肤恶变，到医院检查，做病理切片，发现得癌症了。我们想想，自己的身体本来有清除毒素这一套完善功能的组织，你为什么不让它工作？魄就是在晚上睡觉的时候开始工作的，你那会儿去兴奋，去应酬，怎么行？

我周围有一些朋友，他们先参加晚会，10点钟晚会散了，再去吃夜宵，吃完夜宵再去喝红酒，折腾到凌晨四五点。我一看，就是活活要把"非毒"这个魄弄死，最后让身上开始长东西。

梁冬：所以，很多人不是累死的，而是死于无知，死于无觉，那个觉就是魄。

▶ 自己的身体本来有清除毒素这一套完善功能的组织，你为什么不让它工作？魄就是在晚上睡觉的时候开始工作的，你那会儿去兴奋，去应酬，怎么行？

▶ 很多人不是累死的，而是死于无知，死于无觉。

22. 化糟粕为神奇

七魄之"伏矢"

徐文兵：道家管睡觉叫什么？小死。就是人沉沉睡去以后，好像是死了，其实是在养精蓄锐，在充电、恢复。包括我们说的"吞贼""除秽""非毒"都是这样。

"伏矢"除了清除异物以外，它还要长新东西。早上起来焕然一新，一个鲤鱼打挺起了床，觉得这一天倍儿精神。"一日之际在于晨，我兴致勃勃地要去干事了"，他除了生理"勃勃"外，心理也"勃勃"。

看一个人身体健康不健康，你就看他早晨那样子。好多人早上一醒，"哎哟，又他妈一天！"有些人一起来，就是精神焕发、容光焕发的。

梁冬：有些人睡了一天了，甚至八九个小时还是那么累。

徐文兵：这说明他身体没产生精。而具有产生这个精功能的，又是一个魄。

梁冬：这个魄是什么呢？它为什么可以令我们在一觉睡醒之后神清气爽、兴致勃勃？

徐文兵：这个魄的名字叫"伏矢"。伏是潜伏的"伏"，"矢"与射箭有关，就是"有的放矢"的"矢"。矢在古代是个通假字，相当于屎尿的"屎"。人的精从哪儿来的？我们都知道脑袋里面是存精的，精髓，但真正化生精气的地方在丹田——肚脐下面，也叫关元，解剖打开后我们叫屎肠子——糟粕潜伏之地。我以前讲过，人干吗要长条大肠？让小肠清

◀ 道家管睡觉叫什么？小死。

◀ 看一个人身体健康不健康，你就看他早晨那样子。

◀ 有些人睡了一天了，甚至八九个小时还是那么累。这说明他身体没产生精。而具有产生这个精功能的，又是一个魄。

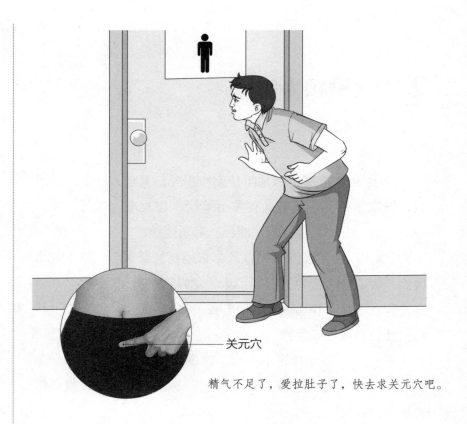

关元穴

精气不足了，爱拉肚子了，快去求关元穴吧。

理糟粕好了，好的留下来，不好的扔出去就完了。

为什么让糟粕在那儿留那么长时间？而结肠、升结肠、横结肠、降结肠还留那儿，"大肠者，传导之官，变化出焉"。什么叫变？什么叫化？有形的物理变化叫变——原来是松散的、聚不成型的，给它捏成块，成个条。化呢？人的精气是从丹田这儿发酵的，大肠杆菌、其他的有益菌也在这儿发酵，帮助你把这些糟粕、腐朽化为神奇。这是"伏矢"干的。

我们说"好汉经不住三泡稀"，吃了就拉，拉了以后，精没了，没有机会去化。还有人出现什么五更泄——大早上起来冲到厕所里面"哗哗哗"，水一样一泻千里。这也是

"伏矢"没有很好地工作，没有把糟粕去塑造成形，转化为人的精气造成的。

大肠的功能是什么？首先是有力量的，没有力量怎么把糟粕塑造成形？第二，大肠里面充满了污浊的东西以后，人拉出的屎是细的，跟面条一样，为什么？大肠内部充满了其他异物。所以，通过排便就能判断出一个人心功能、肾功能、大肠功能的好坏。这也是"伏矢"所具有的功能。

梁冬：《本草纲目》里面有一味药叫人中黄，到底是干吗的？

徐文兵：利用外界的这些糟粕的东西，把中药放到里面去发酵。也就是甘草放到一个竹筒里面，浸泡到粪池里面去发酵。

梁冬：它有什么用呢？

徐文兵：治疗人吃什么拉什么，就存不住的毛病。有些人吃菜拉菜，吃什么饭拉什么饭，最后那大夫说："你只能吃屎了。"其实他讲了一个道理，就是利用人或动物的粪便，培养出一些对人体内有益的菌群，让它重新有生机去工作。

现在，很多人滥用抗生素以后，把大肠里面的菌全杀掉了，还有的人就去洗肠子，根本不给"伏矢"机会。"伏矢"本来兴冲冲出来要工作，突然发现没原料了。其实，所谓的污秽和糟粕也就是一线之隔，把它转化得好，你就有精气神；转化不好就变成伤害自己的异物了。所以正常的人是经过一夜睡眠，早晨五点到七点正常排成形的便，而且排得很爽快。这个时候说明你的精气是足的。老不大便或者要不就泄肚子的人，一看就是精气不足。

"三魂七魄毕具，乃成为人。"这就是我们岐伯——黄帝的老师告诫给黄帝的，人除了具备肉身，还要具备"魂

◀ 所谓的污秽和糟粕也就是一线之隔，把它转化得好，你就有精气神；转化不好就变成伤害自己的异物了。

◀ 老不大便或者要不就泄肚子的人，一看就是精气不足。

所谓的污秽和糟粕也就是一线之隔，利用得好，同样是宝物。很多时候，我们看待事物要有两面性，也要懂得利用资源。

魄"——"血气已和，荣卫已通，五脏已成，神气舍心，魂魄毕具，乃成为人。"

梁冬：从这二三十个字里面，我们可以看到中国文化的力量，如此简短的文字，居然能把"一个人怎么成为一个人"这么伟大的问题讲述清楚。《黄帝内经》真是一本太伟大的书！

徐文兵：人如果得了病，其实是身、心、灵都出了问题。现在人都爱做体检，我说你们怎么不做个身检？很多人做完身检，我说你怎么不做个心检？不检检你的魂，不检检你的魄？中医有这一套，需要我们把它发扬光大。因为人任何一个魂魄出现了弱、过亢的问题，或者是失去了这个功能，就会得相关的一系列疾病。

梁冬：我们祝愿每一位朋友都能够身、心、灵得以安宁！

徐文兵："神气舍心，魂魄毕具！"

◀ 人如果得了病，其实是身、心、灵都出了问题。

◀ 人任何一个魂魄出现了弱、过亢的问题，或者是失去了这个功能，就会得相关的一系列疾病。

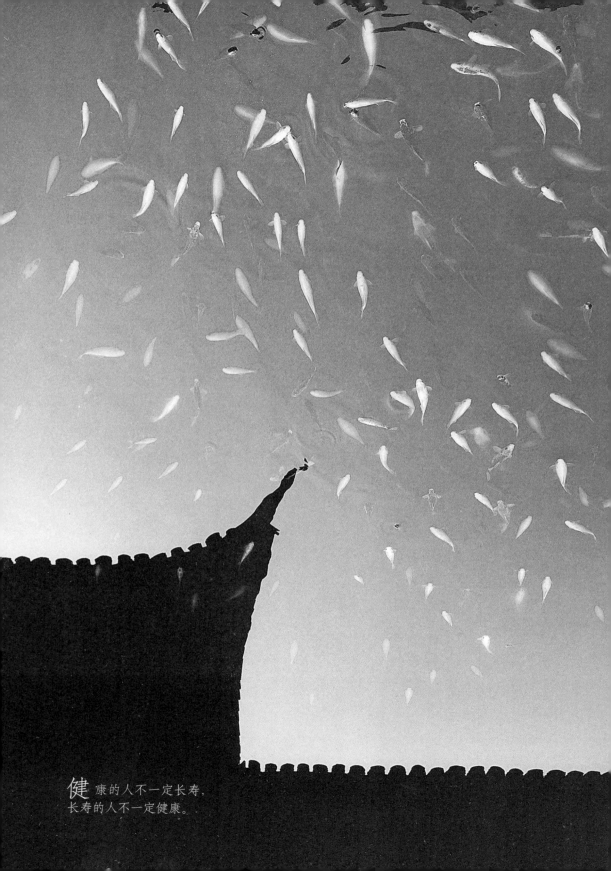

健康的人不一定长寿，
长寿的人不一定健康。

第三章
要活得长，还要活得好

所谓猝死，就是说他没有意识到自己身体已到崩溃边缘，而把自己当正常人使用，突然就坍塌了。

健康的人不一定长寿，长寿的人不一定健康。

现在人为刻意的呼吸太多了，很多宣扬"深呼吸"的说法，其实如果经络不通却深呼吸，会出现西医所说的"过度换气综合征"。

为什么换了心脏起搏器，就失神了？

活过百岁的人，有什么秘诀吗？

为什么尖嘴猴腮的人不容易长寿？

经文:

岐伯曰：五脏坚固，血脉和调，肌肉解利，皮肤致密，营卫之行，不失其常，呼吸微徐，气以度行，六腑化谷，津液布扬，各如其常，故能长久。

黄帝曰：人之寿百岁而死，何以致之? 岐伯曰：使道隧以长，基墙高以方，通调营卫，三部三里起，骨高肉满，百岁乃得终。

1. 为什么有些人活得长，有些人就活得短

梁冬：前面讲的"魂魄毕具，乃成为人"，还有什么要总结的吗？

徐文兵：没有了，但是需要强调的一点就是，两精相搏谓之神，那时候产生的是我们魂魄里面的第一个魂，然后它逐渐地发展。按道家理论来讲，人在快出生的时候，最后一个魂儿，就是舍心，比如古代传说里有什么梦龙入腹中啊，文曲星投胎呀，其实那就是"魂魄毕具"的最后一道工序。到了最后呢，人顺产出生。

◉ 古代传说里有什么梦龙入腹中啊，文曲星投胎呀，其实那就是"魂魄毕具"的最后一道工序。

一个一直健康的人突然猝死，一个『药罐子』却活得很长久。看似不可理解，其实极其合理。自以为健康的人常会过度耗费自己，而『药罐子』却不会如此。没有偶然，只有必然。

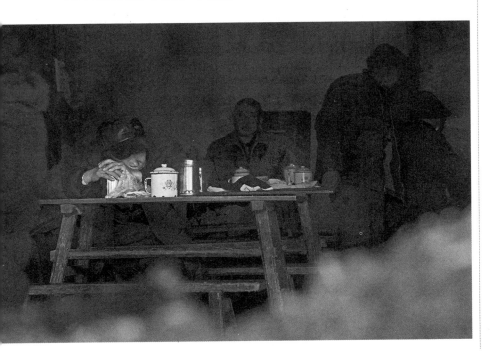

梁冬：这是传说。

徐文兵：古代人就是这么讲"魂魄毕具"的。

梁冬：下面黄帝又开始问他的师傅岐伯，"人之寿夭各不同，或夭寿，或猝死，或病久，愿闻其道"。就说为什么有些人就能活得长，有些人就活得短？那是什么原因呢？

徐文兵：就是生命的质的问题。比如说有人活得很长，但病了一辈子，这叫病久；有的人呢，活得短，而且他不是被慢性病折磨死的，是猝死。

梁冬：以前我们认为猝死都是偶然性的，其实有可能还有偶然以外的东西。

徐文兵：没有偶然，只有必然。

所谓猝死，就是说他没有意识到自己身体已经快到崩溃的边缘了，或者是体内已经潜藏了很严重的病，而是他还在那儿把自己当正常人那样去使用，最后突然就崩溃掉了。

老百姓有句话叫"歪脖儿树不倒"，说这个人病病歪歪的，一辈子都在吃药、看病，还活到七八十岁。而有些人貌似很健康，突然得一场病就过去了。

梁冬：你怎么解释和看待这种病病歪歪，还能活很长的现象呢？

徐文兵：首先，一个病病歪歪的人，他不会把自己当成那种过度健康的人去使用。我们说"日出而作，日落而息"，人家会听；而那个猝死的人，就是貌似健康，对这些话不以为然的人，他就不听你的。

▶ 所谓猝死，就是说他没有意识到自己身体已经快到崩溃的边缘了，或者是体内已经潜藏了很严重的病，而是还在那儿把自己当正常人那样去使用，最后突然就崩溃掉了。

▶ 老百姓有句话叫"歪脖儿树不倒"，说这个人病病歪歪的，一辈子都在吃药、看病，还活到七八十岁。而有些人貌似很健康，突然得一场病就过去了。

2. "五脏坚固"

有一种本事叫藏精不漏

梁冬：这时，黄帝的师傅岐伯就说："五脏坚固，血脉和调，肌肉解利，皮肤致密……"一个一个讲吧，"五脏坚固"何解？

徐文兵：人又想健康又想长寿的条件是什么呢？岐伯回答的都是排比句，四个字一句话。第一，五脏坚固。

梁冬：我们以前说过，"脏"就是"藏"嘛，那坚固是不是指它像口袋一样能扎得住呢？

徐文兵："固"就是不泄漏、不释放，什么叫固若金汤？就像用熔化后的铁水浇铸成的东西一样坚固。

五脏本来是"藏精气而不泄"。如果你五脏不坚固的话，那就老是在那儿泄，在那儿漏，漏的是你的精。这些精又是支持你长寿，活到天年的物质基础，物质基础没了，五脏一空虚，人不可能长寿。

梁冬：大部分人都认为"肾藏精"，但你说的意思是：其他几个脏也在藏精，各藏各的精。

徐文兵：脑髓、骨髓、脊髓都是精髓，是藏的本质的精，它慢慢渗到各个脏腑器官里。而五脏的每一个脏，又是藏精的器官，这是中医的一个理论。《黄帝内经》讲，从根本上说，根是脑髓，本是五脏坚固。也就是说前提条件是不要漏精。

梁冬："坚"和"固"有什么区别呢？

徐文兵："固"是不漏，"坚"是充实，摸上去不是那种虚虚囊囊的感觉。我们经常说这个人囊膪（nāng chuài）一个，就是说这个人不"坚"。

◀ "固"就是不泄漏、不释放，什么叫固若金汤？就像用熔化后的铁水浇铸成的东西一样坚固。

◀ 五脏的每一个脏，是藏精的器官。从根本上说，根是脑髓，本是五脏坚固。前提条件就是不要漏精。

◀ "固"是不漏，"坚"是充实。

3. "血脉和调"

像夫妻之和一样

梁冬：那"血脉和调"如何解释？

徐文兵：我们经常说调和调和，什么叫"和"呢？"和"代表"不同"。另外，"和"不是平，它是一人一半儿的，但是在不同的阶段，可能你多点儿，我少点儿。还有，走在血管里面的是血，走在血管外面的我们叫气。如果血渗到脉外面了，就变成了我们的体液。所以，它也有一个进出多少的过程，这叫调和。

梁冬：所谓的调和就像两口子吵架一样，你脾气大的时候老婆就声音小点；老婆脾气大的时候，你就声音小点，这样就调和了。

所谓的调和就像两口子吵架一样，你脾气大的时候老婆就声音小点；老婆脾气大的时候，你就声音小点，这样就调和了。

夫妻之『和』有时候在于，你脾气大的时候老婆就声音小点，老婆发火的时候你就轻声细语一些。养生之『和』、生命之『和』的智慧都如同这样。

4. "肌肉解利"

肌是发力的肉，肉是放松的肌

梁冬：什么是"肌肉解利"？

徐文兵：肌是发力的肉，肉是放松的肌。"肌肉若一"就是一人一半，所以健康之人，他的肌肉该用力的时候就发力，不用力的时候很放松。"专气致柔，能婴儿乎？"像婴儿一样有弹性。

这个"解"，相当于松懈的"懈"、懈怠的"懈"，就是说我是能放松的。

梁冬：什么是"利"？"解"和"利"又有什么不一样呢？实际上，《黄帝内经》里面的每一个字都很值得和大家分享，比如说"肌肉解利"中的"解利"二字还不一样，解是"解"，利是"利"。

徐文兵："解"是肌肉放松的一个状态。什么叫"利"？要想知道"利"，你就要知道什么叫不利？

我见过有人做治前列腺病的广告，画个水龙头在那滴滴答答，水不出来，这叫小便不利，就是不通畅的意思。如果肌肉不利，里面就疙疙瘩瘩，特别粗，会出现死肉，肌肉纤维化、条索化的情况。

梁冬：我们去做足疗的时候，经常好多地方出现一个个小颗粒那样的东西，这也是不利。

徐文兵：所谓肌肉，有"我能紧张，招之即来，来之能战，战之能胜，挥之即去"这么一个过程，需要我发力时，

◀ 健康之人，他的肌肉该用力的时候就发力，不用力的时候很放松。

◀ 如果肌肉不利，里面就疙疙瘩瘩，特别粗，会出现死肉，肌肉纤维化、条索化的情况。

我能发力，发完力呢，松得下来。有这样的肌肉说明身体经络是通畅的。

▶ 真正的腹肌该发力的时候能绷起来，该放松的时候也挺硬。

很多人的肌肉就是死肌，摸上去吧，它老处于一种发力状态，不松懈。摸进去以后就感觉到疙疙瘩瘩的那种小颗粒，严重的叫条索化，或者叫纤维化，这叫不利，会产生气血不通的问题。

有很多病人，一摸他们的身上疙里疙瘩的。我说："你这是有瘀血，气血不通。"他说："不是，我练过肌肉，这是我的腹肌。"我说："腹肌我见过，该发力的时候能绷起来，该放松的时候也挺软。你这根本就是老绷着不放松，只有通过按摩、针刺的方法才能让它变得'解利'。"

我发现练肌肉的人有一个通病，弱不禁风！因为练肌肉分级别，"我是哪公斤级的"，为了保持体重，他要通过特殊

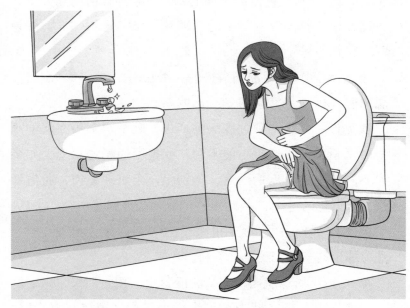

▶ 练肌肉的人有一个通病，弱不禁风！快到比赛了，他最怕的就是感冒。

水龙头没关严或坏了就会滴滴答答，人的身体出毛病了也一样。

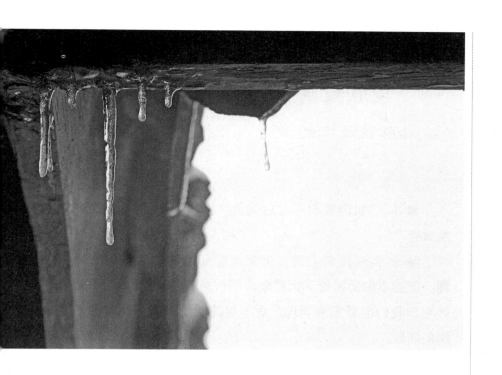

的锻炼方法，把自己的皮下脂肪（我们叫皮肤的"肤"）练没了。肤是干吗的？保温的，防止"外贼"侵犯的。这些人把脂肪燃烧掉，变得有皮无肤。快到比赛了，他最怕的就是感冒，可他这么练就是容易得感冒。所以，治他们的病时，我就说，"你们练歪了，练偏了，练了一身死肉"。

　　道家的观点是什么？别看我柔，但是，我这个柔就像用鞭子打人一样，那个力和气能传导到末梢上，特狠。现在很多人得什么胃下垂，或者是瀑布型胃的毛病，就是吃完以后整个肚子就囊起来了，这叫什么？"光解不利"。他就没有收缩回来的力量。这都是暴饮暴食、吃饭不注意造成的。

◀ 别看我柔，但是，我这个柔就像用鞭子打人一样，那个力和气能传导到末梢上，特狠。

◀ 胃下垂、瀑布型胃，都是暴饮暴食吃饭不注意造成的。

5. "皮肤致密"

脂肪就是你的精

梁冬："肌肉解利"之后就是"皮肤致密"，什么是"皮肤致密"？

徐文兵：皮是表皮。大家能看到的表皮这个纹理，叫理。理的本源是沿着玉天然形成的纹路去雕它、琢它、切它、磋它。我们能看见的叫理，看不见的叫腠。腠是细胞和细胞间的间缝。

如果你的皮肤"致密"，那虚邪贼风就进不来。这个肤就是皮下脂肪，我们现在一谈脂肪就色变，恨不得把这个脂肪全部给刮掉，对脂肪恨得要死，妖魔化。实际上，脂肪是你的精，它可以到骨髓里面去，充盈脑髓，填精益肾。还有，我们说这个人肤如凝脂，什么感觉？珠圆玉润！晶莹透亮、吹弹得破。所以说，中国人的审美是建立在健康基础上的，绝对不是那种畸形病态的美，不会把自己练得那么拧巴、扭曲、变态。所以，"皮肤致密"是你长寿的一个重要条件。

▶ 脂肪是你的精，它可以到骨髓里面去，充盈脑髓，填精益肾。

▶ "皮肤致密"是你长寿的一个重要条件。

6. "营卫之行，不失其常"

内外运行都要正常

梁冬："营卫之行，不失其常"是什么意思？

徐文兵："营"指气血在血管里面流动，"卫"是指细胞间的那个气，叫保卫你自己的气。我们《伤寒论》第一方叫桂枝汤，桂枝汤是干嘛的？调和营卫，治自汗——营卫开泄了，就是皮肤开泄了。

相对桂枝汤，麻黄汤是什么？当人受寒以后，皮肤就会收缩，但同时也把寒气逼进体内去了。怎么弄？开门逐寇。一发汗，腠理一打开，把寒邪逐出去。所以吃完了麻黄汤，人会出汗或者是冷汗涔涔，出完就好了。

桂枝汤跟麻黄汤的不一样在哪儿呢？桂枝汤是人受寒以后皮肤没有收紧，反而又发烧，但是有自汗——就是稍微活动一下就出汗了，其实是有点漏了，这个时候，我们讲"营卫不太和了"。本来卫气的意思是"阳在外，阴之使也；阴在内，阳之守也"。本来我应该把你护住，结果却担不起这个责任来，那我怎么办？用桂枝、生姜去提高你的卫气，用酸寒白芍去收敛一下你的营气，再加点大枣和甘草平和中焦、补益中气，这就是"调和营卫"。

◀ "营"指气血在血管里面流动，"卫"是指细胞间的那个气，叫保卫你自己的气。

◀ 桂枝汤与麻黄汤分别是什么时候用？

7. "呼吸微徐，气以度行"

生命是个节奏

梁冬："呼吸微徐，气以度行。"什么意思？

徐文兵：这句中还有一个"徐"，我们老徐家的"徐"。有的人说我说话慢，因为我姓徐嘛。

梁冬：有人说我比较酷（cool），因为我姓梁。

徐文兵：什么是呼和吸？这就说到了吐纳。健康的人，他不需要张口抬肩地大口吸气、呼气，因为他呼吸的腔道里没有痰浊、瘀血堵着，所以他进出气都不费劲。

另外，细胞里的气跑到血里面再跑到细胞间里面也没有阻碍。比如说氧气进去，浊气、二氧化碳、废气出来的过程就没有阻碍，表现的就是气很顺！你在他鼻子下面放个纸片，那纸片不会哗哗哗地乱动。

相反，不健康的人呼吸很粗、很重，你坐在他旁边都能听见他在那喘。有些人还会表现为不正常的呼吸，最常见的一种叫善太息，就是老喜欢叹气。常有这样的人，他自己还不觉得，别人看这人怎么就这样了。其实，心情郁闷、肝气郁结就会导致他出现这个问题。他的呼吸有两大特点，第一，不是微，而是张口抬肩的大动作；第二，呼出去的气很长，吸进去的气也很长，呼和吸之间还有一个停顿，这不是"徐"，徐是指呼吸很慢。

梁冬：我听说有一种道家的补气方法，如果你气不够的话，就呼一下，然后吸两下。

▶ 不健康的人呼吸很粗、很重，你坐在他旁边都能听见他在那喘。

徐文兵：吸吸呼嘛。你早上去公园一看，很多人在练吸吸呼。有钱人吃人参，再有钱吃野山参。穷人怎么补气？吸两口呼一口。这其实调的是一个呼吸的节奏——生命是个节奏。

梁冬：这话很深刻。

徐文兵：你还没说话，我听你呼吸那个喘气声，就大概知道你的身体状况如何。一听这人，喘气都喘不匀，进气多，出气少。

梁冬：按照这个节奏来说，很难说进去的气和出去的气不一样多吧？

徐文兵：不一样，关键是现在人为刻意的呼吸太多了。现在，好多节目都是说"深呼吸，深呼吸"。我说，如果经络不通，你又要他深呼吸，会出现什么结果？西医管这个叫"过度换气综合征"。就是觉得自己身体里面的气不够用，但又没办法去调它，就强迫自己去深呼吸。好比你们家暖气管子堵了，你不解决它堵的问题，光在锅炉房给它加压，最后把暖气管压爆炸了。

　　一般怎么调这个过度换气综合征呢？拿一塑料袋套头上。其实就是让他放弃意识，恢复自我的呼吸。如果你不用这个方法，唯一的方法就是一个——睡觉去！睡觉放弃意识，让心神自个儿调呼吸。

　　人睡着以后，呼吸是变的，醒的时候，呼吸的节奏和睡着时不一样。另外，通过站桩，你会发现慢慢呼吸就匀了、通了，甚至会咳出几口痰。原来吸气吸不到丹田，在那儿站了半天，嘿，吸到丹田了。就像海浪拍沙滩一样有个节奏，到时"啪"就把它拍走了，正好打在那个点上，简单粗暴，直接冲破。这是靠神去调的。

◁ 有钱人吃人参，再有钱吃野山参。穷人怎么补气？吸两口呼一口。这其实调的是一个呼吸的节奏。

◁ 现在人为刻意的呼吸太多了。好多节目都是说"深呼吸，深呼吸"。如果经络不通，你又要他深呼吸，会出现什么结果？西医管这个叫"过度换气综合征"。

◁ 睡觉也是调呼吸的一个办法。

梁冬：心神。

徐文兵：我的理解是：心神是整个身体节奏的把握者，好像那个音乐指挥家一样。以前，我老觉得指挥家没干什么，永远在做一件事情，画三角，画三角……我想，不是有乐谱吗？大家看着拉就完了嘛！还要他干吗？后来我知道了，指挥家是在统一大伙的心神。

梁冬：很多人都觉得心脏就是一个跳动，泵压的一个地方。换了这个心脏起搏器之后，就失神了。为什么呢？

徐文兵：我们说心藏神。心怎么跳？号脉的时候，我们第一号"心率"，就是一分钟跳多少下。另外，要号"心律"，其实就是号心跳的一个节奏——律动。

心是靠先天的神明去调的。我该做什么工作了，见到美女了，心情激动了，它跳多少节奏？跑步的时候多少节奏？休息吃饭的时候多少节奏？它会自主地调节。你安上心脏起搏器呢？它就按照人为设定的频率去调。其实，我们的心不光是在跳，心还会颤，比如房颤。

有时，我号有的人的脉，能感觉到他不是这种"up and down"，他是左右的，还会颤，这种人都受过大的惊吓。

任何惊吓都是对神明的干扰，中医有句话叫"怒则气上，恐则气下，惊则气乱"。乱是乱什么？乱到神明了。我有一个病人，一号他的脉，颤得厉害，我说你是不是受过什么大的惊吓？他说："徐大夫，我撞过一次车，差点过去。从那以后，就落下这么个病根儿。"

梁冬：像这种情况通常怎么调呢？这是调神的问题吗？

徐文兵：就调那个神，调那个节奏。所以，这个"呼吸微徐"讲的是个节奏。在"呼吸微徐"的状态下，气就能按照健康状态运行，就好像一个波浪打一个波浪，打得特别远。

梁冬：这就是传说中的无为嘛！你不要去干扰它，你自己的身体自有一种智慧。

徐文兵：我们上物理课的时候，都学过长波、短波。什么叫"气以度行"？就是说气的流动也有一个波浪，有一个节奏，是处在"呼吸微徐"这种状态推动下的。

《道德经》管这种呼吸叫"橐龠（tuó yuè）"。"橐龠"就是风箱，你拉风箱，外面空气进去；你一推风箱，这个口闭合，那个口开，然后空气就打到灶里。

我小时候的主要工作就是拉风箱，自打有了电吹风机以后，我就解放了。如果心脏给一个节奏，肺给另一个节奏，比如你心情特别激动的时候，肺的呼吸就跟不上，心和肺本来是相克的，火克金嘛！所以，当你呼吸微徐的时候，你吸进去的清气就能走得很远，渗得很深，这就叫健康。

如果你呼吸浅、呼吸短、呼吸急促的话，身体就要出问题。

梁冬：所以，人家学量子物理学的都说"生命就是个波"嘛！炒股就是炒波段。我们以前认为这是偶然现象，但其实是整个点上不对。

徐文兵：生命就是个波，而且踩着点很重要，否则，就像我们经常说的"一步错，步步错"。

◀ 什么叫"气以度行"？就是说气的流动也有一个波浪，有一个节奏，是处在"呼吸微徐"这种状态推动下的。

◀ 当你呼吸微徐的时候，你吸进去的清气就能走得很远，渗得很深，这就叫健康。

◀ 生命就是个波，而且踩着点很重要，否则，就像我们经常说的"一步错，步步错"。

8. "六腑化谷"

不是自己身上的肉长不住

梁冬：接下来讲"六腑化谷"。请问什么叫六腑？

徐文兵：六腑是胃，小肠，大肠，膀胱，胆，三焦。

"化"是分解、转化的过程。你把猪肉变成了大块、小块，变成了乳糜，这叫"消"。消完了以后呢，又把它分解成氨基酸。氨基酸再重新组合成人的蛋白质结构，这叫"化"。从消到化，这是性质的变化。

什么叫"五谷为养"，就是把外界给你的"谷"转化成你的"精"、你的"气"。我们整天说吃饭，吃饭是吃五谷！菜和肉是下饭的。现在人改了，吃菜吃肉不吃饭。

梁冬：饭是为了让这菜没那么咸，太油啦，实在太油了。

徐文兵：所以，前面讲了"五脏坚固"，这边讲了你能把外界给你的那个"谷"，转化成你的"精"、你的"气"，这是维持你的健康和长寿的一个必不可少的条件。

说起来，化谷很简单。举个例子，我们嚼馒头，吃一口馒头觉着甜。这就是化了，为什么呢？唾液本身就有酶——唾液淀粉酶，能把多糖的淀粉变化成单糖。多糖不甜，单糖甜。当人饿的时候吃口馒头，哎哟，吃出甜味了，好！能化谷！

梁冬：要想知道自己健康不健康，怎么办呢？拿一碗米饭或者拿个馒头，好好地嚼一下，感受一下它的甜味。相信

"呼吸微徐，气以度行，六腑化谷，津液布扬。"这种句式是汉朝的，就像是一首汉赋！读起来真是很好听。

菜和肉是下饭的。现在人改了，吃菜吃肉不吃饭。

"消化消化"，其实是消，化是化。这个"化"呀，正好能把一个异类化成自己的同类。老百姓说不是自己身上的肉长不住！

很多朋友，早已久违了那样的快乐。

　　徐文兵：大家老说"消化消化"，其实消是消，化是化。这个"化"呀，正好能把一个异类化成自己的同类。老百姓说不是自己身上的肉长不住！很多人说吃这个、吃那个，我说你怎么不关心能不能化得了它？你要是化不了它，吃进去都是毒药！而最容易化的就是五谷。

◀ 很多人说吃这个、吃那个，我说你怎么不关心能不能化得了它。你要是化不了它，吃进去都是毒药。而最容易化的就是五谷。

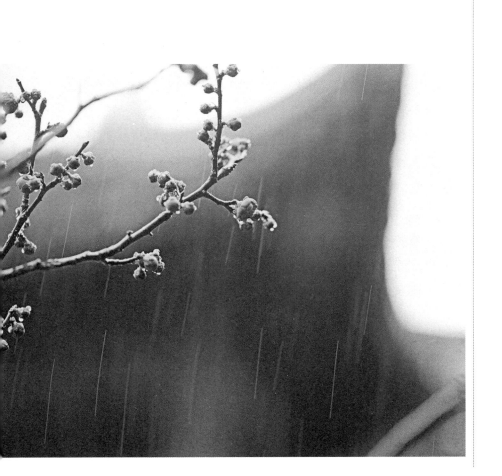

有些东西，你能消化，就能滋养身心，化不了它，就是毒药。

9. "津液布扬"

活得好，要靠"活水"滋润

梁冬：什么是"津液布扬"？请问"津"和"精"，有什么不一样？

徐文兵：比较黏稠的叫"液"，比较清稀的我们叫"津"。"津"和"液"都属于精气神的"精"，都归于它。

除了"津"和"液"的这种形态，"精"还有半固体状的，比如说脂肪，那也是精；骨髓、脑髓，这也是"精"。所以，由半固体转化成液体，就变成了津和液，比较黏稠的我们叫血液、唾液。

当你六腑能化谷，喝进去的水也能转化成自己的体液。再加上肾精和所吃的五谷之精，都变成了津和液！你就会非常健康！但是，如果津和液是一潭死水的话，那就不健康了，很危险。可爱的岐伯在这儿说了一句话，"津液布扬"。

梁冬："布扬"就是那种气运南山、渗在全身的感觉。什么叫"布"？就是遍布、分布嘛，平均分配。

徐文兵：恐怖的"怖"，就是这个"布"，加一个竖心儿。"怖"是什么？就是一种恐的感觉散布到全身，甚至是整个空间里面。本来，"恐"是心里面发紧，先"恐"后"怖"，一下颤栗到全身了，那叫"怖"。

"津液布扬"就是说，六腑化谷以后，就像老公在外面挣钱了，交给老婆，老婆一吸收，这是脾！脾干吗呢？把它输布到全身，哪儿需要送到哪儿。这样，眼睛不干，鼻子也有黏液，但不会鼻涕连天，因为有黏液的滋润，当你吸进去灰尘，就把它粘住了。

还有，你去干漱口，一会儿就唾液满口，津液润泽，这就是把津液给你输布到全身的结果，也能让你的皮肤水润。现在人都用什么保湿液，从外面弄。如果津液能够布扬的话，不用这些，你的皮肤自然就是润润的，想不润还不行。

还有，水的性质是什么？往下走，是润下的。那我们全身如果没有这个正常功能的话，就会变得上面水肿、下面干。所以，"津液布扬"后面用了一个字——"扬"。就是把水从地下抽出来，然后扬出去，让它输布到高处，这叫"布扬"。

梁冬：所以，一个人的头发如果发干的话，就说明身上水汽的布扬功能不足。

徐文兵：好多人说头发出油不好。有人说，得癌症的人头发才是干的。确实是，人到临死的时候吧，头发全跟过静电一样，一根儿、一根儿直棱棱的，特别干，特别燥。所以，现在头上出油，说明你还健康，津液还在布扬。

◀ 你去干漱口，一会儿就唾液满口，津液润泽，这就是把津液给你输布到全身的结果，也能让你的皮肤水润。

◀ "津液布扬"后面用了一个字——"扬"。就是把水从地下抽出来，然后扬出去，让它输布到高处，这叫"布扬"。

◀ 头上出油，说明你还健康，津液还在布扬。

10. "各如其常，故能长久"

中医保健的根本

梁冬："各如其常，故能长久。"我觉得这句话很厉害。"各如其常"是什么意思？

徐文兵：该怎么样，就怎么样，五脏就该坚固！六腑就应该传化！如果是这样的话，就"故能长久"。这句话，我建议大家一定要写下来，念一念。

其实，这段话就是中医保健的根本。好多人说，你们中医治不了病，你们保保健还行。这么说也行，但是保健的思想和目的是什么——"故能长久"。

▶ 五脏就该坚固！六腑就应该传化！如果是这样的话，就"故能长久"。这句话，我建议大家一定要写下来，念一念。

什么事情，都要看得长远。

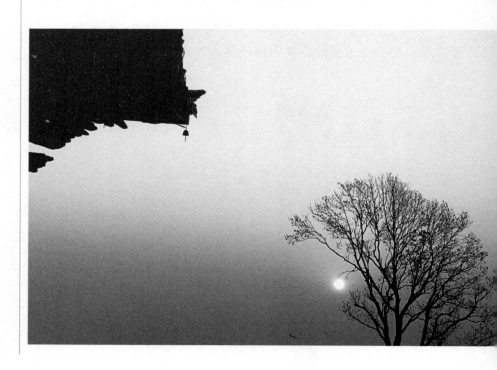

11."黄帝曰：人之寿百岁而死，何以致之？岐伯曰：使道隧以长，基墙高以方"

人体好风水

梁冬：黄帝曰："人之寿百岁而死，何以致之。"什么意思？

徐文兵：在这段话前面，黄帝问的是普通人一般能活多少寿啊？六十或者六十多？怎么保证？这段话黄帝问的是什么？普通人群里面一些活过百岁的人，他们有什么特殊的秘诀吗？

梁冬：岐伯曰："使道隧以长，基墙高以方。"

徐文兵：岐伯说，从面相上或者从遗传上来说，这些人就跟别人不一样。

首先，他们"使道隧以长"。"道"鼻子，鼻腔，"隧"，隧道。也就是说，长寿的人鼻子、鼻腔比一般人要高、要深、要长。

梁冬："基墙高以方"是什么意思呢？

徐文兵："基"是地基，"墙"是在地基上面垒起来的那面墙。基墙反映在脸上就是两颊、下巴。

我们经常说这个人"天庭饱满，地阁方圆"。地阁方圆就是"基墙高以方"。像尖嘴猴腮、尖下巴的人就不大容易长寿！

梁冬：有很多女青年本来脑门还挺宽阔的，"刷刷刷"，

◀ 活过百岁的人，他们有什么特殊的秘诀吗？

◀ 长寿的人鼻子、鼻腔比一般人要高、要深、要长。

◀ 为什么尖嘴猴腮、尖下巴的人不大容易长寿？

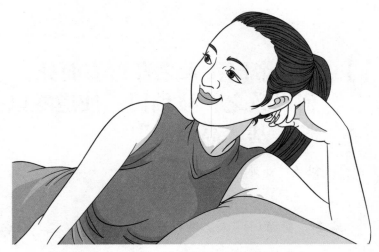

面部有好风水的美女：脑门宽阔，下巴圆润，长寿。

整容了。

徐文兵：那叫折寿嘛！"楚王好细腰，宫中多饿死。"

梁冬：很多女主持人都是这样子的。

徐文兵：追求一种病态的东西，把自己的寿给折了。为什么呀？"基墙"其实代表的是我们的胃。我们咬食物时，咬肌的高点叫颊车——下颌关节。我们咀嚼的功能就在这儿。

所以，"基墙高以方"的人消和化的功能强，能够很好地把后天的五谷转化成自己的精气神。

这两句话很简单，但是说了两个事。"使道隧以长"，鼻子通的是气。"基墙高以方"，吃的是米。"米"上面一个"气"，整个合起来就是一个"氣"（气）。这些人气就足哇！

《道德经》里说"谷神不死，谓之玄牝（pìn）"。"玄"指空气，"牝"是吃饭。一个通天气，一个通地气。天气地气一合，人当然就长寿！

梁冬：所以，鼻子这个地方是天，嘴吃的是地，中间这段叫人中。天地人，这是三才。

> ▶ "基墙高以方"的人消和化的功能强，能够很好地把后天的五谷转化成自己的精气神。

12. "通调营卫，三部三里起"

自己体检的智慧

梁冬："通调营卫，三部三里起"，什么意思呢？

徐文兵：前边说过了调和营卫，意思是说在血管里流动的气血和血管外流动的卫气，它们第一是通的，另外它俩是和的。调就是调和嘛！营卫不和就会出现漏汗，不停地漏自己的精气。如果它是通畅，又是调和的，就能保护身体不受外界的侵害，这叫通调营卫。

另外，"三部三里起"是我们讲的检查自己、病人的经络腧穴后发现的一个体征，它不是病症。什么叫三部？我们号脉叫上、中、下三部：上部要摸一下颈动脉，中间呢我们摸一下手，下面我们要摸一下趺阳脉。

如果人表现出的是：起，有脉，而且有一些隆起，那他的气就是足的。三里呢，有人把它叫"足三里""手三里"。足三里代表了胃的消化功能，手三里代表"大肠的传导之官，变化出焉"，也具有一个化的功能。所以，一看这上、中、下三部有脉，再一摸手三里、足三里处肌肉是隆起的，或者你能感觉到那有气，就说明身体没啥问题。

梁冬：金庸武侠小说里的武林高手，连太阳穴都是鼓起的。

徐文兵：练不同的功后，就有这样的反应。

◀ "三部"有脉，"手三里""足三里"隆起代表了气足，胃、大肠的消化功能好。这样的人一般身体没啥问题。

◀ 金庸武侠小说里的武林高手，连太阳穴都是鼓起的。

13. "骨高肉满，百岁乃得终"

长寿之人的相

 看有些人的眉骨很高，然后肉又很充实，就有长寿的可能。

梁冬："骨高肉满，百岁乃得终"，就是说你一看有些人的眉骨很高，然后肉又很充实，就有长寿的可能。

徐文兵：好裁缝给人做衣服，打眼一扫，给你一量，有的也不用量了，大概一看，衣服就做得挺合适。但有一些人，裁缝一看便开始做，但做出来的衣服总是穿不进去。什么原因呢？骨高肉满，这些人就是骨架子，肌肉跟一般人不一样。

依据中医来看，古代的相面术并非完全没有依据。因而，看待事物不可完全持完全怀疑态度。

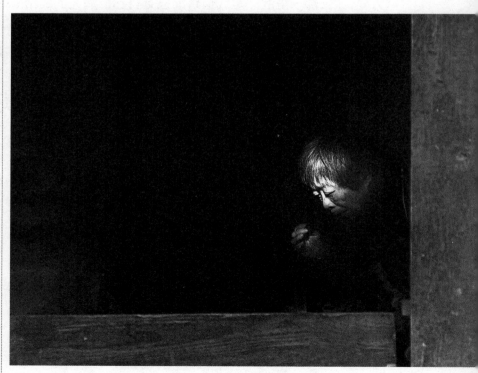

梁冬：怎么个"骨高肉满"法呢？

徐文兵：骨头有一种狭义的解释。"骨"指的是什么？就是颅骨，天庭饱满，是说它是隆起的，而且前额很高。

还有个解释，骨高是指"印堂"，这儿也是鼓鼓的。肉满是什么？肌肉是丰满的，不管它在发力还是不发力都是满的。以前我们讲的肌肉满壮，也是这个道理。骨，代表肾；肉，代表后天脾胃。

所以，"骨高肉满"，既代表肾精充足，又代表后天之气也充足。这些人一看，哦，长寿的命！

梁冬：所以，不能说古代的相面术完全没有根据，其实，很多的相面术也来自于中医的一些基础。我们有这样的内脏，才会有这样的外在表现。

徐文兵：你有物质基础，才会有这个结构，才会诞生相应的气血流通的方式，才会产生你的"神"或者是你的思想。这是符合唯物辩证法的。

◀ "骨"指的是什么？天庭饱满，就是颅骨是隆起的，而且前额是高高的。

◀ "骨高肉满"，既代表肾精充足，又代表后天之气也充足。这些人一看，哦，长寿的命！

◀ 不能说古代的相面术完全没有根据。

人生百年，善始善终，修身修好了，连死都是一件快乐的事。

第四章
从十岁到百岁的活法

要想活到百岁，就必须掌握"一口气"的盛衰盈亏规律。

为什么给孩子补钙要慎重？为什么 30 岁以后最适合的运动是散步？为什么说老人晚上出去跑步违背天性？

眼角有鱼尾纹是胆气衰了，抬头纹是胃不好，额头竖皱纹多，是前列腺、膀胱有问题，嘴角多皱纹，严重胃病。

白发有两个原因：肾水不足，火太大。

为什么很多人能吃不长肉？为什么很多人减肥到最后是抑郁症？

经文：

　　黄帝曰：其气之盛衰，以至其死，可得闻乎？岐伯曰：人生十岁，五脏始定，血气已通，其气在下，故好走；二十岁，血气始盛，肌肉方长，故好趋；三十岁，五脏大定，肌肉坚固，血脉盛满，故好步；四十岁，五脏六腑十二经脉，皆大盛以平定，腠理始疏，荣华颓落，发颇斑白，平盛不摇，故好坐；五十岁，肝气始衰，肝叶始薄，胆汁始减，目始不明；六十岁，心气始衰，若忧悲，血气懈惰，故好卧；七十岁，脾气虚，皮肤枯；八十岁，肺气衰，魄离，故言善误；九十岁，肾气焦，四脏经脉空虚；百岁，五脏皆虚，神气皆去，形骸独居而终矣。

1. "黄帝曰：其气之盛衰，以至其死，可得闻乎"

人活一口气

梁冬：为什么有些人一看就能够长寿呢？因为人长寿是有遗传的，有他肉体的物质基础。但是如果你母亲、父亲给你遗传的非常好，你却瞎造，照样折寿。这个"造"包括身体上的，还包括一些行为上的，比如做一些坏事什么的，也会折寿。

徐文兵：我们说，"三折肱成良医"，你断过三次骨头，慢慢吃药愈合，就知道什么叫医生了。但是你干吗非要折三次骨头呢？没必要嘛。学点养生的知识，防止自己的精、气、神的损伤，你就能尽其天年，或者是少折点寿，少打点折。

梁冬：对啊！"骨高肉满，百岁乃得终"。接下来是"黄帝曰：其气之盛衰，以至其死，可得闻乎？"什么意思？

徐文兵：这是古代的一个句式，如果老师说完以后黄帝要记笔记，就可以写"如是我闻"——我老师是这么说的。

这段话其实是借着黄帝的口问"人活一口气"这个问题。树活一张皮，人活着就靠那口气，但是这个气的变化，它是有起伏，有盛衰的。有他气足的时候，也有他气弱的时候，有他气充盈的时候，也有他泄气的时候。

气的变化有什么规律呢？黄帝问岐伯：您能不能把从生到死的这个阶段气的变化给我讲讲呢——"可得闻乎？"于

▶ 要想活到百岁，就必须掌握"一口气"的盛衰盈亏规律。

▶ 记住：做坏事也会折寿。

▶ 树活一张皮，人活着就靠那口气，但是这个气的变化，它是有起伏，有盛衰的。

119

树活一张皮，人活一口气。

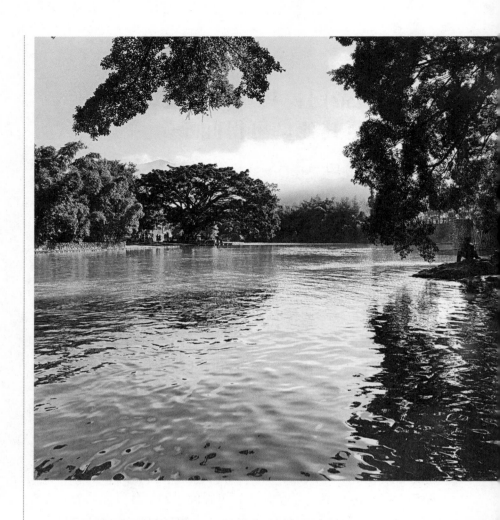

▶ 人生从十岁至百岁的活法都在这里。

是，岐伯就以十年作为一个阶段，把人生从十岁至百岁的活法，一段一段地慢慢讲给他听了。

梁冬：为什么用十年作为一个阶段呢？

徐文兵：黄帝这会儿问的不是性生理的发展，而是贯穿人从生到死的这口气的变化规律。这个变化的阶段是简单地概括成十年来讲的。10岁左右的时候人会怎么样，20岁左右人又大体是个什么样。就是分成了十个阶段，我们可以作为参考。

2. "岐伯曰：人生十岁，五脏始定"

半大小子吃死老子

梁冬："岐伯曰：人生十岁，五脏始定，血气已通，其气在下，故好走。"请问"始定"是什么意思？

徐文兵：没完全定，还在长。小孩刚出生时囟门是开的，长大了以后慢慢才闭合，这叫定。囟门，通常指婴儿头顶骨未合缝的地方，在头顶的前部中央。

我之前见到几个小脸美女，头颅特别小。我问她们："小时候，你妈是不是爱给你补钙？"她们说："我很早就补钙了。"补钙是什么啊？头颅还没完全长到一定程度，它就给你封口了。

梁冬：母亲给孩子补钙不好吗？

徐文兵：这叫人为嘛。这跟给地里施化肥没什么区别，所以，补钙要慎重啊。

梁冬："五脏始定"的意思是：在10岁之前，五个内脏都在长，它有没有一些规律性呢？

徐文兵：这10年间，小孩子还处在发育的阶段，还没完全定型。比如说心脏，人心脏的大小大概就像自个儿的拳头。这时候，他的"拳头"还在长，人也在长个，而且气充血足，是纯阳之体，能吃能喝，就是老百姓说的"半大小子吃死老子"，这个阶段就叫"五脏始定"。

◀ 为什么给孩子补钙要慎重？

◀ 10岁前这个阶段，人气充血足，是纯阳之体，能吃，俗称"半大小子吃死老子"。

3. "血气已通，其气在下，故好走"

怀念活蹦乱跳的岁月

▶ 10 岁 以 前 的孩子一般身上不存在什么气血凝滞、瘀血、痰浊这些问题，他顶多平时着凉了、不消化了。他血气是通的。

徐文兵：10 岁以前的小孩子是在父母的庇护下成长的，没有什么太多感情的创伤，也没有受到外界多大的伤害和刺激，所以，他身上不存在什么气血凝滞、瘀血、痰浊这些问题，他顶多就是平时着凉了、不消化了。他血气是通的。

血气通，又处在阳气旺盛的时候，孩子表现出来的特点就是——"其气在下，故好走。"在 10 岁左右或者说 10 到 20 岁这个阶段，不管男女，小孩子整天都是活蹦乱跳的，不知疲倦。

梁冬：比如商场里的电梯正在往下走，他却往上跑。我看见好多孩子就喜欢这样玩，因为气足啊——"气足在下，好走"。

▶ 现 在 说 的"走"和古人说的"走"完全是两个概念。

徐文兵：我们现在说的"走"和古人说的"走"完全是两个概念。古代人说的"走"就是跑，说"走步"叫行，或者叫步，步行。现在好多人不知道这个区别，老把这个"走"当成走路。

梁冬：请您聊聊青春期发育的问题。

▶ 为 什 么 说 老人晚上出去跑步违背天性？

徐文兵：12 岁时，我考上了山西大同二中，学校离我们家很远。为什么我去那里上学？因为那儿有位好老师叫冯更生，他是我的班主任，教语文的，年轻时是跑马拉松的运动员。他带了我六年。

我从初一进了学校后，整天早操就是跑。开始我不愿意，因为很累。但现在想起，在那个阶段让你跑是对的，是把孩童的天性发挥出来了。因为你气在下。如果到了七八十岁还让你跑，成了老头还这样锻炼，那叫违背自然！那时候，我每天早上步行半个小时来到学校后，在冯老师的带领下，就开始在操场上跑，跑七八圈，天天 1500 米。

梁冬：幸好我的班主任是做厨师的。

徐文兵：小孩子的特点是什么？白天欢蹦乱跳，到晚上八九点，一打蔫，入睡了。这是符合自然天性的——白天阳气旺盛，晚上休息。但现在不少人都爱晚上出去跑步。

梁冬：很多老子就是为了跟儿子跑，生生被儿子累倒的。

◀ 10 多岁的时候，让你跑是对的，是把孩童的天性发挥出来了。因为你气在下。如果到了七八十岁还让你跑，成了老头还这样锻炼，那叫违背自然！

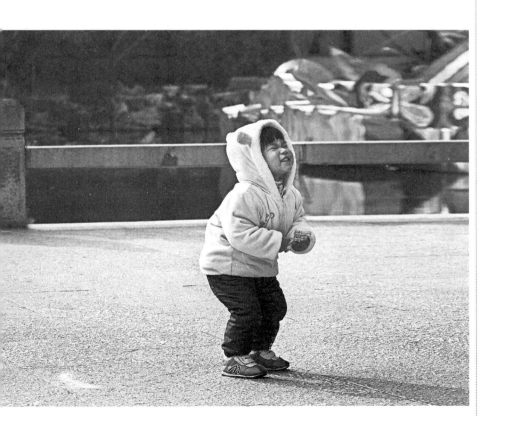

活 蹦乱跳的岁月一去不复返，要好好珍爱，尽情让它释放。

4. "二十岁，血气始盛，
肌肉方长，故好趋"

正是练肌肉竞走的好时机

▶ 快速地走步叫"趋"，而快速地奔跑叫"走"。"趋"就是在行和走之间的一个状态，就是快步走。

徐文兵：到了20岁或者从20岁开始到30岁这个阶段，人的血和气都达到了将近快盛满了，我们叫盛，盛满了。这个时候肌肉开始发达，开始长，他就从那种疾跑的阶段发展到了一种持久有力量的阶段，肌肉也开始变得丰满。"趋"什么意思？《说文解字》上有注解，它说快速地走步叫"趋"，而快速地奔跑叫"走"。"趋"就是在行和走之间的一个状态，就是快步走。

梁冬：亦步亦趋。这古人活得真是优雅啊，他们对生活的观察，就连跑步快一点、慢一点都有不同的文字来做这种界定。

徐文兵：我小时候，邻居家有只鹅，那鹅看家护院的本领特别强。人一进院以后，它就夹起翅膀、伸长脖子来啄你，这动作古人就称之为"趋"。包括蛇，它蓄积力量来咬你的时候，那个动作也叫"趋"。它是稍微有点爆发力的、有点向前扑那种状态。

▶ 20岁到30岁这个阶段，应该好好练肌肉、练竞走。

另外，从"走"比"趋"要快的角度来讲，20岁以后，气已经是稍微下来一点了，已经不是"其气在下"了。他那些气长肌肉去了，往里面充盈去了。他不会向外面洒得更多，因而"故好趋"。

所以，20岁以后练肌肉，练竞走运动比较好。

5. "三十岁，五脏大定，
肌肉坚固，血脉盛满，故好步"

好好散步

徐文兵：女子到了28岁，男子到了32岁，都达到了生理高峰。这在《上古天真论》里讲了——"肌肉满壮"，横着了。这里的30岁，它没从性生理、性心理的发展角度来看，而是站在正常生理、男女不分的角度，说这是人发展的一个高峰——五脏大定。

梁冬：这个大定是大概定了呢，还是什么？

徐文兵：完全定了。

梁冬：一般来说，谈婚论嫁，应该男的比女的大两三岁吧？

徐文兵：影响谈婚论嫁的因素很多，不可一概而定。女子21岁以后出嫁，男人24岁以后娶亲，这样好一点。五脏已经定了，你藏了多少精，这时已经不可改变了。这个时候，"肌肉坚固"，有力量，气血也最旺盛——"血脉盛满"，时不时熬夜、加班加点没事。但过了这个年龄段，有事了。

梁冬：突然有一天，你发现你打麻将熬不住了。这时，就要看看自己这把岁数了。

徐文兵：说到"故好步"，什么叫"步"？"步"就是比"趋"再慢一点点，踱步嘛，胜似闲庭信步。

安步当"车（jū）"，安步当"车（chē）"，这个走步

⊙ 女子21岁以后出嫁，男人24岁以后娶亲，这样好一点。

⊙ 为什么大步走的锻炼方法不适合中老年人？

也有讲究。大步，我们叫阔步，还有小碎步……走得不一样，步幅不一样，节奏就不一样。步幅是个"率"，走得有多快，是心率决定的，是它在指挥，它调的也是个节奏。我看到在公园里真正练功的人，他的呼吸吐纳是配合走步"吸吸呼"的，一边迈步一边"吸吸呼"，而且心思特别集中，特别放松。

从"走"也就是"跑"，到"趋"，然后到"步"的过程，好像是速度下来了，但是另外一方面——"心智"发达了，气往上走了。

说到这个"步"呢，大家尤其要注意一个事情。曾经有人提倡一个锻炼方法——"大步走"，告诉中老年人："你们想要自己的心脏强健吗？那就大步走。"结果，好多人来找我看病，练出了什么问题？心慌、心跳、睡不着觉。30岁可以快步、大步幅地走。30岁以后，你就该踱步了。散步时慢慢走，不要加大步幅，也不要加大走路的频率。到什么山唱什么歌，是什么年龄就做什么样的运动。

现在很多人锻炼都是盲目的，我们说30多岁的人你不要去跑了，可好多70后说："哎呀，老坐办公室，我要去锻炼。"干吗去？打羽毛球、打乒乓球，冬天外面那么冷也得去。

好多人就是坚持——"我要运动"。我说，你们都在动不在运，胡闹！

梁冬：还有一些人呢，冬天早上的时候开始在长街上跑啊跑，吸点汽车尾气，说重点儿叫"人肉吸尘器"，那真是很危险的事情！

▶ 到什么山唱什么歌，30岁以后，最适合人的运动是散步，散步时不要加大步幅和走路的频率。

▶ 好多人都在坚持运动，但实际上都是盲目运动，都在动不在运，都是瞎动！

6. "四十岁，五脏六腑十二经脉，皆大盛以平定，腠理始疏，荣华颓落"

40岁后人要注意什么

徐文兵：40岁以后，人的"五脏六腑十二经脉，皆大盛以平定"，身体达到了一个极点，也开始走下坡路了。表现是"腠理始疏"。腠理我讲过，就是皮肤的纹理和细胞间那个肉眼看不到的间隙。当人在身体好、气足的时候，腠理特别紧密，好像是一个充满了气的皮球，上面不会有任何皱纹。

但40岁以后呢，腠理就开始疏松了。女性表现在，"我的眼角出现鱼尾纹了，我皮肤的毛孔变得粗大了"，还有人容易感冒。肉松了嘛，外部肉体的防线和气的防线退化了。以前穿得单薄点儿出去没事，现在稍微不注意就感冒，腠理疏松了。

梁冬：不同的人的纹路、皱纹是不一样的，通常眼角出现了鱼尾纹意味着什么？男的额头上有皱纹呢？

徐文兵：眼角有鱼尾纹是人的胆气衰了；抬头纹重是胃不好；额头竖皱纹多，前列腺、膀胱有问题；嘴角皱纹多，严重胃病。脸上的皱纹啊，拉皮可以遮盖。女人唯一遮盖不住的，是脖子上的皱纹，就是气血上不去。好多老美女都戴着围巾，遮掩一下脖子上的皱纹。"腠理始疏"了。

梁冬："腠理始疏"后"荣华颓落"，"荣"和"华"分

◀ 眼角有鱼尾纹是人的胆气衰了；抬头纹重是胃不好；额头竖皱纹多，前列腺、膀胱有问题；嘴角皱纹多，严重胃病。

别指什么呢？

徐文兵：什么叫"荣"？我们想想白居易的"一岁一枯荣"，想想枯，就知道什么叫"荣"了，"荣"是被滋润的那个状态，返青返绿了，这是指树木。

对人来说，气血滋润的样子叫"荣"，"你看他荣光焕发的"。"华"是什么？是花开的那个模样，闻着香，有颜色，有光泽。中医经常说，"心，其华在面。"意思是如果心的功能不错，那表现出来的脸色就很好看，气色也好。另外，"肾，其华在发"，是说一个人肾好的话，那她肯定一头乌发。这叫有华。

人到中年，"荣华颓落"，什么表现？脸色变得不润泽、枯槁，白发开始多起来了，甚至有些人出现脱发。

▶ 心的功能不错，那表现出来的脸色就很好看，气色也好。一个人肾好的话，那她肯定一头乌发。

人 的身体有时与植物类似，植物养分充足才会有颜色有光泽，人内外健康，自然容光焕发。

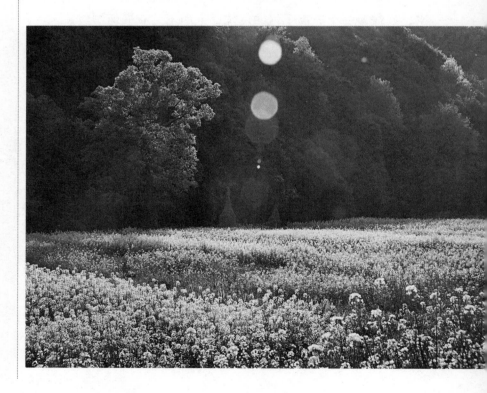

7. "发鬓斑白"

防治白发的最根本之法

梁冬：有些人很早就有白头发，这意味着什么？

徐文兵：白发有两个原因：第一是肾水不足，再一个是火太大。年轻时候长白发都是因为体内火太大，有创造力。

梁冬：我发现一个特点：不少年轻、有花白头发的人通常脾气暴躁，很容易发火。

徐文兵：心气很高！

梁冬：我曾经见过一些人，年纪到了一定程度的时候，他的眉毛会长出很长的几根，有人说这是长寿的标志。中医怎么看待这个问题？

徐文兵：气血足的话，人的眉毛就浓，就长。如果一个人阳气旺，我们就说他立眉霸眼，很有决断力。

我给人调治身体，就调他的五脏六腑，这人原来一脸的焦黑晦暗，调完以后会出现一个现象：开始变白。哪儿先变白呢？眉毛底下的部位开始变白，然后扩散到全脸。好多人治到最后，病好了，我说，"你不用来了"，他说："不不不，我还要脸白，我还要白一白。"

人的脸色，其实是内脏功能的一个表现。你老在脸上涂涂抹抹、敲敲打打做文章，有人戏称为装修。我说那属于治标不治本。

如果你把五脏六腑调好了，荣华自然就显露在脸上。我们说，这人气色不错，哪儿不错？五脏六腑不错。而人到40

◀ 白发有两个原因：第一是肾水不足，再一个是火太大。

◀ 气血足的话，人的眉毛就浓，就长。

◀ 气色不错，实际上是五脏六腑不错。

岁以后，就会出现"腠理始疏，荣华颓落"的状态。

《上古天真论》里也说过：女子过了五七三十五岁以后，"阳明脉衰，面始焦，发始堕"。再过 7 年，"面皆焦，发始白"，脸色整个就变得焦黑干燥，没有荣光，这些表现都是与人的年龄对应的。

梁冬：怎么样才能够延缓一点点呢？

徐文兵：出现这种情况的原因，《黄帝内经》说了，"阳明脉衰"。阳明脉，第一指足阳明胃，要想阳明脉不衰，你就要把你的胃保护好；第二指手阳明大肠，要想保持大肠化腐朽为神奇和化完腐朽、正常排出的能力，你就要好好侍候好自己的大肠。总之，把阳明脉照顾好了，你的脸色就不再难看，而且也不会便秘了。

女人开始衰老，为什么第一道皱纹出现在眼角——胆经的瞳子髎穴位置？男人为什么会两鬓斑白？像苏东坡说的"早生华发"。问题都出在胆上。因为胆经的循行部位就在我们身体的两侧，沿着阴面和阳面的交界，我们管它叫少阳。

还有，肾是水，胆是木，水生木。肾水稍微弱一点，第一表现就是木开始枯槁，人的两鬓开始发白，然后蔓延到全头。所以，养肾精是防治白发的最根本之法，平常挠一挠头也有一些作用。但如果底下（肾）不给供水，你把头挠破了，它还是白的。

如果脸颊出现暗疮、黑斑、黑点，就可能是胃病。还有很多人，嘴巴周围长了一圈暗疮，那是冲脉有问题。一看女孩子嘴巴下面长了这种暗疮，那她可能有妇科病，得研究白带。

发鬓斑白还有一个重要原因，就是这个年龄的人，已经混到了"争权夺势，争名逐利，费尽心机"的阶段，这时人

▶ 把阳明脉照顾好了，你的脸色就不再难看。

▶ 女人开始衰老，为什么第一道皱纹出现在眼角——胆经的瞳子髎穴位置？男人为什么会两鬓斑白？像苏东坡说的"早生华发"。问题都出在胆上。

▶ 养肾精是防治白发的最根本之法，平常挠一挠头也有一些作用。

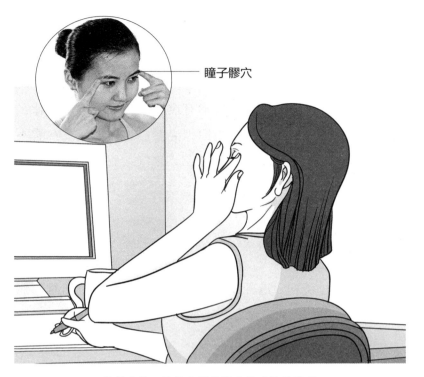

瞳子髎穴

岁月无常，皱纹会慢慢爬上您光洁的眼角，
幸好，还有"瞳子髎"为您遮风挡雨。

的心火、心思用得特别旺，这种心火又折过去煎熬、消耗肾水，这也会导致发鬓斑白。古时候，伍子胥就是这样，过昭关时，一夜之间就白了头。

我接触过不少这样的人。一位母亲听到自己儿子突然出车祸去世后，一夜白头。为什么一夜白头？就是那煎熬自己的心火把肾水一下熬干了。

还有，我治过一些上网成瘾的年轻人，他们简直就失神了，爹妈怎么管教也没用。孩子在家里偷钱，在外面借钱，小偷小摸，随后就上网吧，把父母亲煎熬得全是一头白发。所以，发鬓斑白的原因，从生理上说是肝胆气不足了，气血不足了，但心理上的煎熬其实影响更大。

◀ 40多岁的人，已经混到了"争权夺势，争名逐利，费尽心机"的阶段，这时人的心火、心思用得特别旺，这种心火又折过去煎熬、消耗肾水，这是促成发鬓斑白的又一个重要原因。

◀ 发鬓斑白的原因，从生理上说是肝胆气不足了，气血不足了，但心理上的煎熬其实影响更大。

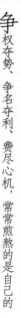

▶ 不少人对情绪的影响力认识不足。

▶ 肝火旺的人，愤和怒的情绪就容易大，心气不足的人就容易悲和哀。

梁冬：很多时候，情志对我们身体的影响是非常大的，但我发现，不少人对情绪的影响力认识不足。

徐文兵：认识不足的原因，不是说大家没意识到，而是对此没抓没挠的。物质上有形有质有象的东西，像吃什么吃坏了，我可以去研究它，把原因弄明白。但情绪呢？看不见，摸不着。很多人说："我气坏了，你气死我了，你伤我心了……"或者"我悲了，我哀了……"这情绪具体是什么？抓不着。但是，中医却抓得着！

中医有一套理论，专门研究你什么病容易产生什么样的情绪，比如肝火旺的人，愤和怒的情绪就容易大，心气不足的人就容易悲和哀。这种无形的情绪，它是有一个肉身和能量基础的，还有一种表现方式。所以中医是能抓住、落实的，就是说，中医能把情绪这种无形无象的东西落到实处，而且有一系列调整它的好办法。

争权夺势、争名夺利、费尽心机，常常煎熬的是自己的肾水，是自己的身体。聪明有时常被聪明误。

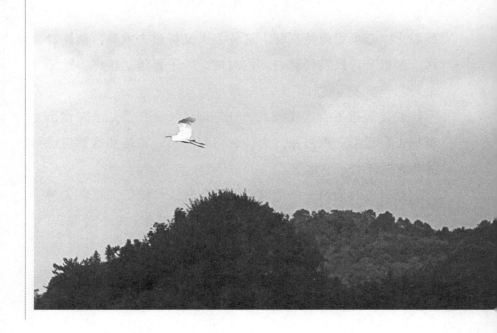

8. "平盛不摇，故好坐"

40岁后该练静坐

梁冬：接下来是"平盛不摇，故好坐"。请问什么叫"平盛不摇"？

徐文兵："平盛"是相对"五脏六腑皆大盛以平定"的。"平盛"以后，人的精血不会再增加了，而是在慢慢地减少，人不那么喜欢跑，不再喜欢跳，也不怎么喜欢大步走路了。因为流往脚上的气血不足，所以就喜欢坐了。

梁冬：我发现有些人坐着的时候，很喜欢颤脚，颤颤颤，这说明什么？

徐文兵：说明一个人手足无措。颤脚的原因是什么？是一口气，推动这口气的就是一种躁动不安的心情。这都是心火和肝火。什么叫"好坐"？这么坐舒服。我们说人什么年龄练静坐？40岁以后。

梁冬：我现在30多岁就练打坐，是不是早了点儿？

徐文兵：有点儿早，这个年龄最好去练站桩。另外，我建议家长和老师不要逼一个小孩子在好走的年龄去练站桩和静坐，这是不合适的，绝对是摧残人家孩子。

所以人到40岁以后，去学学静坐吧，既符合你的生理，又符合你的心理。静坐以后，就可以降降自己的虚火、浮火。

梁冬：有一个观点，说静坐的时候，你把双腿一盘，有助于拉开骨骼。因为经脉是从脚下下去的。

◀ 颤脚的原因是什么？是一口气，推动这口气的就是一种躁动不安的心情。这都是心火和肝火。

◀ 为什么小孩子不要练站桩和静坐？

133

> ▶ 人到中年，气血不在脚上了，去学学静坐吧，既符合你的生理，又符合你的心理。学会静坐后，莫名的虚火、浮火都降下来了。

徐文兵：关于静坐的理论太多了，各门流派，怎么单盘、双盘。我有次回老家，碰到一个高人，人家说："你们都知道两掌合十，怎么不知道脚掌也应该合十？"人家那个门派的做法就是：两个脚心也要对着。反正，坐法就是各种各样。

我的意思是，如果你的肌肉没那么柔软，肌腱不是那么有弹性的话，不要非强迫自己去盘成个什么样，舒服就行了。道家就很简单，道法自然，舒服为原则，没必要搞得自己那么扭曲变形，弄得自己不痛快。我建议，中年人一定要找个好老师去学学静坐。

梁冬：痔疮和坐的时间长有关系吗？

> ▶ 痔疮跟肝有关。

徐文兵：没关系，痔疮跟肝有关。好吃辣椒的人容易得痔疮，喝酒的人也容易得，就是说湿气、瘀血重的人容易得痔疮。其实痔疮就是一个瘀血块，或者瘀血凸起的一条静脉的一个腔道、管道。

梁冬：中医是怎么调治痔疮的呢？

> ▶ 要想增强自己的魄力，就要老做"提肛"运动。

徐文兵：身体上有个地方叫魄门——肛门！古代人受刑以后，医生去救死扶伤，第一件事就是塞住魄门，怕那股气走了。而我们要想增强自己的魄力，就要老做一个提肛运动，也就是撮谷道，有意识地把肛门的括约肌收紧了放松、收紧了放松。这是预防痔疮最好的方法。

> ▶ 预防痔疮最好的方法是撮谷道。

9. "五十岁，肝气始衰，肝叶始薄，胆汁始减，目始不明"

人衰老首先从肝上表现出来

梁冬：到了50岁，"肝气始衰，肝叶始薄，胆汁始减，目始不明"，很多问题就开始来了。

徐文兵：人到50岁叫半百。在《上古天真论》里，黄帝说，我发现，现在年过半百的人，"动作皆衰者。"

大致看一下，50岁是肝功能衰弱，60岁呢？

梁冬：木生火，60岁是心开始衰弱。

徐文兵：70岁呢？

梁冬：火生土，脾胃开始衰弱了。

徐文兵：80岁呢？

梁冬：土生金，肺开始衰弱了。

徐文兵：90岁呢？

梁冬：金生水，肾有问题了。

徐文兵：人的肝、心、脾、肺、肾是有讲究的，哪个脏先衰呢？木！就是"肝气先衰"。

其实，这是一个轮回。前面我们讲了，人衰退的根源在于自身的精气不足。首先从水生的那个木——肝先表现出来。木是春天，最早开始出现问题——"肝气始衰，肝叶始薄。"

梁冬：什么叫"肝叶"？

徐文兵：人的肝有三片叶，精血足的时候，肝叶特别

◀ 人的肝、心、脾、肺、肾是有讲究的，哪个脏先衰呢？木！就是"肝气先衰"。

厚；如果精血不足？肝叶就变薄了。肝又是分泌胆汁的器官，肝叶薄了以后，就好像母亲没奶了，胆汁也不充盈了。胆汁不充盈，化肉的功能就差了，跟着一系列问题就来了。

梁冬：胆不是用来分泌胆汁的，而是用来装胆汁的。

徐文兵：装进肝分泌的胆汁以后，如果身体需要，胆就再把胆汁放出去。

梁冬：做了胆囊切除手术的人，会有什么样的结果呢？

徐文兵：没做手术前，他的身体有代偿性。没吃肉时，他有一管胆汁存在那。吃肉以后，胆汁"啪"放出去化解。切完胆后就没这个缓冲了，人就不能一顿吃很多肉，只能肝分泌多少，他用多少。

《上古天真论》讲过，女子到了49岁的时候，月经没了，肝不藏血了。没那么多血可藏，也没那么多血可放了。好像水库蓄水，都没蓄上水，放什么水？到这会儿，女人的月经没了，闭经了。而男人到50岁，性功能就差了。

梁冬：我听说有一些人月经停了之后，后来不知道怎么回事又回来了，这有可能吗？

徐文兵：有！那是接着漏。该闭经的时候你不闭经，还见红，这就是问题。到14岁（虚岁）了，该来例假你没来，也是问题。中医的道理是什么？到了什么年龄，该干什么你就干，干错了就不对。

好多人说有月经好，没月经就不好。那得看什么时候。七八十岁又见红了，一检查，有癌症。到那会儿你见了红，就是很可怕的事情。

梁冬："胆汁始减"，就是说人50岁的时候，胆汁就基本上不分泌了？

徐文兵：应该是减少了。像梁山好汉，大碗喝酒、大块

▶ 胆不是用来分泌胆汁的，而是用来装胆汁的。

▶ 男人到50岁，性功能就差了。

▶ 中医的道理是什么？到了什么年龄，该干什么你就干，干错了就不对。

吃肉，但到 50 多岁这个阶段，消化油腻的功能也差了。

梁冬：所以，老年人别吃太好，实际上他也吃不了太好。现在，有很多子女孝敬父母，燕窝、熊掌堆着，其实真的是害了父母！

徐文兵："为人子女者，不知医为不孝"。虽然他们发自内心，本心是孝，但结果是害老人。所以，人到了五十来岁，吃五谷杂粮就可以了，大油大腻的东西不大合适了，因为胆汁不够用了。

"肝开窍于目"，到 50 多岁，人还会出现什么问题？"目始不明。"眼睛开始看不清楚东西，眼花了。

梁冬：眼睛看得见，是后面的气血充足，而且得冲到肝上。

徐文兵：冲到肝开的"窍"——"眼睛"上。

◀ 50 多岁这个阶段，人消化油腻的功能就差了，性功能也差了，眼睛开始看不清楚东西，眼花了，这时，一定要注意补肝护胆。

◀ 人到了 50 来岁，吃五谷杂粮就可以了，大油大腻的东西不大合适了，因为胆汁不够用了。

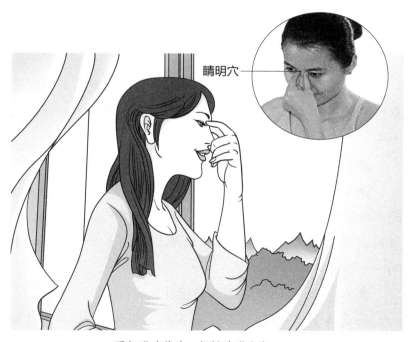

睛明穴

要想明眸善睐，轻揉睛明小穴。

梁冬：人老珠黄的这个"珠黄"，就是指眼睛黄喽？

徐文兵：到这会儿就黄了。还可能的情况就是他白眼球上出现了很多黄斑或者是黑斑。

梁冬：这是什么原因呢？

徐文兵：瘀血。除了虚以外，还有外邪了。

梁冬：那一个人怎么样才能够保肝呢？

> ▶ 怎么样才能够保肝呢？第一要养肾；第二，子时丑时是肝胆的工作时间，你那会儿沉睡就在养肝。

徐文兵：肝的妈妈是肾。第一，要养肾；第二，子时丑时是肝胆的工作时间，你那会儿沉睡就在养肝。你看人沉睡的时候，眼珠子在动，就好像我们把一个元宵晃匀了一样。干吗在动？眼球动就是看身体哪缺血，看哪缺气，看哪缺精，人自己在调呢。你干脆就不沉睡，眼珠就死鱼眼一样僵硬着在那儿看，你眼不花才怪。

梁冬：眼睛转的时候是沉睡啊！

> ▶ 人在深度睡眠、有梦的时候，眼珠就在转。

徐文兵：对呀，人在深度睡眠、有梦的时候，眼珠就在转。

梁冬：哦，没看过。

> ▶ 眼珠子滴溜溜乱转，健康！一看这人两眼发直，不是神经病，就是精神病。

徐文兵：眼珠子滴溜溜乱转，健康！一看这人两眼发直，不是神经病，就是精神病，眼睛开始不明了——"目始不明"了。

梁冬：有些人眼袋很重，这是什么原因？

> ▶ 祛除眼袋重在治胃。

徐文兵：祛除眼袋重在治胃。目下属胃，目侧属胆，目的内眦属膀胱，我们说眼睛底下有卧蚕一样一个大眼袋——胃病；眼角外侧纹路特别深或者黑斑特别多——胆病；中间——膀胱病。

> ▶ 眼角外侧纹路特别深或者黑斑特别多——胆病；中间——膀胱病。

梁冬：早上起来眼屎很多说明什么呢？

徐文兵：这是肝胆有火，有湿热。还有人眼屎多得让眼睛睁不开，得拿水冲。

梁冬：眼屎太多，原因是湿热。看来，对眼屎这么平常的事情，它里面都深含道理。

徐文兵：50岁后，有人就问："我眼睛不明（目始不明），怎么办？"我说："很好调治，有一个穴位，专门就是让眼睛亮的。"中医很有意思，给你讲了病理，接着就有对应的治疗方法。什么穴位可以让眼睛亮起来呢？睛明穴！

其实，围着眼睛的穴都可以！但是请记住，这些穴都是在末梢上，要想眼睛明亮，你得从根儿上调。它根儿上怎么说的呢？肝气虚了，然后"胆汁始减，肝叶始薄"。所以，眼睛花了，要从肝胆上入手调治。特别是这个胆，对眼睛影响

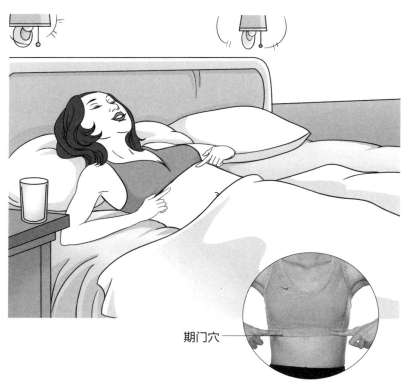

期门穴

打开"期门"，眼睛一亮，身体喜洋洋。消化不好也可以找它哦！

◀ 眼屎太多，原因是湿热。

非常大。

▶ 眼睛花了，要从肝胆上入手调治。特别是这个胆，对眼睛影响非常大。

你如果想眼睛亮，就去找胆气聚集的一个地方，它是胆的一个募穴，你给它做点按摩。它在我们的第七和第八肋骨中间。沿着乳头往下数，一般乳头在第四、第五肋间，你往下数俩肋骨，募穴就在肋骨缝儿这儿。你觉得老花眼了，看近东西不清楚了，就揉揉它。这个穴叫期门，是肝的募穴。如果你说："哎呀！这个定位太复杂了，我搞不清楚。"那很简单，你把两只手搓热了，就在这个肋叉子这儿揉，搓开了以后，就能促进胆汁的生成和分泌。很多人消化不好，一揉完这儿，肚子咕噜咕噜响，舒服了。

人衰退的根源是自身的精气不足，要想眼睛明亮，得从根上调，从肝胆入手调治……世间万事都要寻其根源，才能真正处理好。

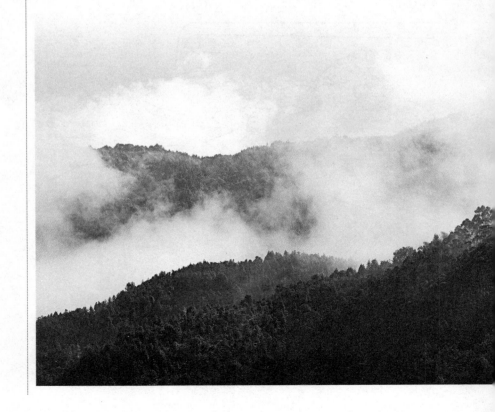

10. "六十岁，心气始衰"

60岁以后要警惕"退休综合证"

梁冬：人到了60岁的时候应该怎么样呢？话说："六十岁，心气始衰，苦忧悲，血气懈惰，故好卧。"60岁的人就喜欢躺着了。常言道：好吃不过饺子，舒服不如躺着。

徐文兵：男人和女人到了60岁左右，会出现一个什么样的现象？退休综合征。

退休对老人身心是有影响的。我有一个在老干部处的朋友，他的工作就是照顾那些老人。他发现很多人60岁退休以后，就开始发病，不少人去世的年龄，就在60～64岁之间。

梁冬：作为一位中医，你怎么解读这个现象呢？

徐文兵：他的生理和社会环境发生剧烈的变化以后，心态没有及时地跟上。

梁冬："心气始衰"，就是一下子气血不足了。

徐文兵：气血不足是个大概念，具体到五脏六腑，50岁是肝气始衰，胆汁也减少了，肝叶也变薄了，"目始不明"，看东西眼花了。另外，按五行来讲，肝属于木，木生的是火——心嘛。60岁以后，先是木头不是那么足了，接着是火不旺了，也就是说，肝气衰退以后，下一个衰退的就是心气。

我们平常说，"这个人心气很高"，心气很高的人就喜欢折腾点事。心气衰的人是什么表现？没意思！出去玩没劲，买一大房子没劲，装修一下、随便你们装成什么样都行。这就是心气衰了。

◀ 心气很高的人就喜欢折腾点事。心气衰的人是什么表现？没意思！出去玩没劲。买一大房子没劲。装修一下，随便你们装成什么样都行。这就是心气衰了。

11. "若忧悲"

拒绝"杞人忧天"的活法

徐文兵："心气衰"的人有什么表现？首先，他的情绪上会出现一些剧烈的变化。按《天年》的话来说，这些人会莫名地"忧"和"悲"，"若忧悲"。

梁冬："忧"和"悲"有什么不一样？

徐文兵："忧"和"悲"完全不一样。繁体字的"憂"，上面是一页书、两页书的"页"字，其实它念"屑"，指的是头，中间有个"心"。有句成语叫"杞人忧天"，就是老是担心将来有个不好的事发生，这叫"忧"。天崩，地坠，什么天上星星掉下来，地震什么的。"忧"就是说一个人老处于对将来的一种不安感觉中。

2004 年，我跟我爸说："我挣点钱，咱们这个房贷可能提前还。"当时我爸说什么？"你要挣那么多钱，你还要交好多税。"他首先想到的是交税的事，不看你挣的总比交的多，他看到的就是一种负面的东西。

梁冬：这是"忧"。"悲"怎么解呢？

徐文兵："悲"上面是个"非"，在甲骨文里面，它是两只小鸟相背而飞，劳燕分飞，是一种分离的状态，是人在分离、分别的时候产生的那种情感、情绪。我们经常说"悲欢离合"，什么意思？合就是"欢"。离呢？就是"悲"。

梁冬：真是长学问了。我随口那么一问，那么有东西。

徐文兵：中国人是把对人的情感、情绪的认识都研究到骨子里了，就落实到一个汉字上。

梁冬：我觉得，现代人活得真是粗糙！

徐文兵：我们现在活得特糙，粗、鄙、浅、薄、糙！正常人到了秋天，看到落叶纷纷，草木凋零分离的那种肃杀状态，都会感叹秋悲。而很多老年人是一年四季，不管春夏秋冬，都会产生一种悲。

特别是现在，有很多空巢老人。爹妈单独居住，我们在外面奔忙，又不常回家看看，所以老年人悲的心理就更加严重。生理上他们已经到了这个阶段了，然后，你为人子女又不懂孝，不会伺候父母，所以老人这种忧和悲的状态总是缠绵不去。

做儿女的一定要常回家看看。另外，要经常抱抱父母，跟父母一定要有这种亲昵的接触。经常有这种气的交流的话，能弥补老人衰弱的心气，让他那种悲的感觉少一点儿。

梁冬：和父母走在一起的时候，一定要搀着他们，这样的肌肤之亲能延他们的寿。实际上，我们到处寻求福分，殊不知，父母健康才是子女最大的福分。

徐文兵：现在，很多子女老送什么金、什么脑、什么保健品给老人，其实还不如回家多抱抱他们，甚至让父母碰碰你也好，什么都比不上亲人之间的肌肤之亲重要。

我以前有个同事，他说他最开心的事就是让他爸帮他剪头发，虽然剪得很难看，但他爸帮他剪头发的时候会特别开心。如果有一天他自己在外面剪了头发的话，他父亲会非常难过。

◀ 中国人是把对人的情感、情绪的认识都研究到骨子里了，就落实到一个汉字上。

◀ 多抱抱父母，多让他们吃一些补心气的食物。和父母走在一起的时候，一定要搀着他们，这样的肌肤之亲能延他们的寿。

◀ 我们到处寻求福分，殊不知，父母健康才是子女最大的福分。

◀ 什么都比不上亲人之间的肌肤之亲重要。

12. "血气懈惰"

老人做什么都不要用力过猛

梁冬："若忧悲"之后是"血气懈惰"。"懈"和"惰"有什么不同？

徐文兵："懈"把竖心旁去掉就是"解"，解开了。它的反义词是"凝聚"。

"懈"是一松，松掉了，我们说提不起劲，提不起气了。这是一种表现，说明他的气有点散。

气聚不到一块，身体没有弹性，这人就满脸的皱纹。说这人鸡皮鹤发，鹤发是头发白了，鸡皮是松松垮垮的样子。

"惰"是往下坠，往下坠的表现是什么呢？比如一个人血压很低，突然起立，或者起床稍微猛一点，他就会眼前发黑，甚至会晕倒。有的老年人在走路或者干活的时候，突然"哗"一下倒地下了。他倒不是一下过去了，他就是气血上不来，这种情况叫血气"惰"了。而气血凝聚不到一块儿，叫"懈"了。

梁冬：我们应该在父母家里的厕所里写一个"慢"字，提醒老人家突然站起来会很危险。

▶ 我们应该在父母家里床头和厕所里贴上一个"慢"字，提醒老人家突然站起来会很危险。

13. "故好卧"

侧卧对老人最好

徐文兵："血气懈惰"就是针对"若忧悲"的。

"若忧悲"讲的是60岁老人的心理情绪状态。"血气懈惰"涉及到他们的生理特点。古人讲话都是有深刻道理，也是有顺序的。综合这种心理和生理特点，老人平时的形态表现是什么？"故好卧"——就喜欢躺着。

梁冬：平躺是一种躺，侧躺也是一种躺，这在文字里面有没有什么不同？

徐文兵：正确的睡觉姿势应该叫"卧如弓"，是侧卧，这是一种比较好的睡姿。我调治过一个小孩子，他是消化不良，老是手心发烫。他老趴着睡，觉得枕头底下那块儿凉。

梁冬：为什么人要"卧如弓"？

徐文兵：我理解的"卧如弓"是这么个意思：人的胆经是行走在身体两侧的，侧卧，尤其是右侧卧，对胆经正好有一种压力。好多人睡不着觉，中医管这叫"不得卧"。《黄帝内经》包括《伤寒论》都没有说什么睡不着或者失眠，就说"不得卧"，意思是人睡困难，或者是反复醒来，或者老是做那种奇奇怪怪的梦，也就是说卧不安。中医还有一句话，叫"胃不和则卧不安"。

卧不安是什么意思？一个就是我说的趴着睡，人才有安全感。而侧卧对胆经正好有一种压力，所以胆气弱或者胆寒的人侧着就会容易睡着。有一个治疗失眠的、很著名的方子

◀ "若忧悲"讲的是60岁老人的心理情绪状态。"血气懈惰"涉及到他们的生理特点。

◀ 人的胆经是行走在身体两侧的，侧卧对胆经正好有一种压力。

▶"温胆汤"是治疗失眠的著名方子。

就叫"温胆汤"。为什么人有不安全感？害怕嘛！为什么害怕？胆寒。那你把他的胆给弄热了，或者给它压力了，他就不害怕了，他就睡着了。

梁冬：侧着睡比较好一些。

徐文兵：对，尤其是要右侧卧。

梁冬：为什么我现在睡觉的时候喜欢平躺着，像小孩子一样把握着的拳头整个摊开呢？这样不好吗？

徐文兵：这说明你还停留在童稚期。当然，这样睡也可以。小孩子睡觉都是两只手扬起来，心经是打开的。

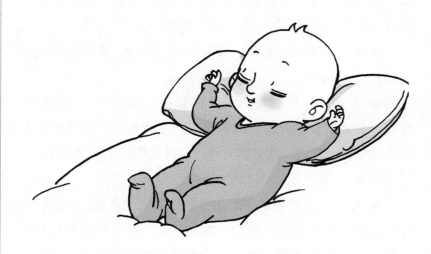

小孩子睡觉都是两只手扬起来，而老人睡觉应该右侧卧。

▶其实，那么多人有颈椎病，就是这个软枕头闹的。

另外，侧卧还有一个对人体有益的原因是什么呢？我们脖子和肩膀有一个距离，如果一个枕头的高度与它相等，就正好有一个力的支撑，这时候，你的脖子放在上面是非常放松的。所以睡觉的话最好侧卧。另外，枕头一定要硬，如果你不喜欢太硬，又不喜欢太软，就用荞麦皮枕头。

古人睡觉的枕头就非常硬，有瓷枕什么的，而现在人睡的都是鸭绒枕那种软枕头。想想看，枕头是软的，头部缺乏一个力量支撑，脖子就是硬的了。所以，那么多人有颈椎病，就是这个软枕头闹的，"不得卧"。

梁冬："故好卧"怎么讲？

徐文兵："故好卧"是针对我们小时候"好走"，然后"好趋"，然后"好步"之后的一个老年生理阶段来讲的。随着人年龄的增大，气血的变化有一个下降的趋势。总的来说，既然生理变化到了这个时候，人就要顺应它的节奏。

现在一些养生节目，乱说什么"为了锻炼心脏，你岁数大了也要去运动，要大步走，要跑步"。人老了，气血本来就不足，回缩到身躯内了，腿脚也有点儿不灵便，你还强迫他把气血往手脚上运动。好多人就这样把自己给锻炼坏了。

梁冬：这样的锻炼方式就是活活地把本来可以滋养心脏的气血，生生弄到远东地区，当然对心脏不好了。所以，你得经常让老年人躺一躺，这样休息比较好。

徐文兵：年轻人回家后，别看爹妈在那儿躺着你就不高兴，非要拽起来让他去锻炼，这是很蠢的。

父母年过 60 以后，你该怎么去对待他们？首先，你要意识到他们看问题容易看负面，容易悲观，容易替孩子们操这心、操那心，这是他们的生理特点决定的。另外，他们懒得活动了，平常爱早晨起来出去遛遛弯，回来又躺下了，这是正常的表现，你要尊重他们。还有，要在饮食和别的一些保健方面帮助爹妈，要有针对性。比如说心气虚的父母，吃点什么能补他们的心气？

补心气的东西，一般颜色都偏红。像很多活血化瘀，能促进心脏血液循环的中药都是红色的，比如丹参、茜草、红花、赤芍，甚至朱砂；还有一个叫肉苁蓉的药，补益心气也

◀ 人老了，气血本来就不足，回缩到身躯内了，腿脚也有点儿不灵便，你还强迫他把气血往手脚上运动。好多人就这样把自己给锻炼坏了。

◀ 年轻人回家后，别看爹妈在那儿躺着你就不高兴，非要拽起来让他去锻炼，这是很蠢的。

◀ 父母年过 60后，看问题容易看负面，容易悲观，喜欢替孩子们操这心、操那心，这是他们的生理特点决定的。他们懒得活动了，经常出去遛遛弯，回来又躺下了，这是正常的表现，你要尊重他们。

非常好。

　　另外，中医把补心气最好的东西叫做血肉有情之品。什么是血肉有情之品？红肉！现在有一种观点说要给老年人吃白肉，别吃红肉。实际上，红烧肉老年人吃最好。

　　梁冬：传说中的红葡萄酒是有道理的。

　　徐文兵：几千年来，经过实践，最适合中国人体质的酒并不是红葡萄酒。是黄酒！我们看一个东西好不好，得看它的材质。红酒是葡萄酿的！葡萄是果还是实？是果，果是果肉。而黄酒拿什么酿的？种子，是胚胎！种子是实嘛。它是由有生命力、能够再繁殖出生命的东西酿成的。所以种子属于生命的早期，果子就是生命的晚期。

　　黄酒主要是入肝经的。温了以后喝，肝经强了，木生火，也能补益心气。另外，补益心气的最好粮食是红高粱，现代人都不吃了。

　　梁冬：调治老人的"若忧悲"，最好用什么药？

　　徐文兵：悲是因为离。什么才能欢？合嘛。中药里面有两味药：合欢花、合欢皮，专门调治这种忧悲的病。古时有一首诗里说："合欢蠲（juān）忿，萱草忘忧。"萱草，就是我们平常吃的金针菜（又名黄花菜），只要在饮食或者吃的药里边加上合欢、金针这两味药，老人悲的情绪就能缓解。

　　梁冬：百合病是什么意思啊？

　　徐文兵：百合病相当于现在的焦虑或者躁狂症。说这个人坐又不能坐，卧又不能卧，就是那种坐立不安、烦躁不宁的症状。然后你问他怎么了，他也不知道，就在那儿莫名其妙地自己哭泣。怎么调治？就熬百合一味药给他喝。

　　梁冬：所谓悲欢离合，离就是悲，合就会欢。

　　还有，老年人六七十岁了，合一合是不是对身体有好处

▶ 红烧肉老年人吃最好。

▶ 最适合中国人体质的酒并不是红葡萄酒。是黄酒！

▶ 调治老人的"若忧悲"，最好用什么药？

▶ 只要在饮食或者吃的药里边加上合欢、金针这两味药，老人悲的情绪就能缓解。

呢?

徐文兵：因人而异。我们讲过，男人到 64 岁留着那点儿精气养自己就够了，不要往外放。

梁冬：老人怎么知道自己是不是适合呢?

徐文兵：看他自己，但我是反对的。有些人到这把年龄还去吃一些壮阳或者催情的药，最后把自己透支过度。

梁冬：你觉得老年人应该分床睡还是合床睡?

徐文兵：老人应该分床睡，包括年轻夫妻都应该分床睡。"服药千裹，不如独卧。"听说过这句话吗? 就是说，你吃这个补那个，养得再好，不如分床而睡，节省你的精气神好好养自己。老夫老妻分开睡，不见得就是感情不和，而合在一起，反而可能闹得身体更不好。

◀ 老人应该分床睡，包括年轻夫妻都应该分床睡。"服药千裹，不如独卧。"

人老了，气血本就不足，因而看问题容易悲观，容易替孩子操这心、操那心，这是由生理特点决定的。作为子女，不要不耐烦，要尊重他们、珍爱他们。

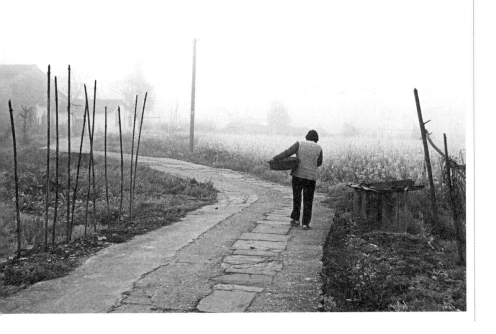

149

14. "七十岁，脾气虚"

老年人特别要好好补脾

梁冬：人到了 70 岁，《黄帝内经》就用了六个字来形容，"脾气虚，皮肤枯"。

徐文兵：到七十岁就该土不足了，对应的就是脾气虚。这个脾你看它怎么写？

梁冬：一个"月"，一个"卑"，卑下的"卑"。

徐文兵：为什么卑？我们经常说"善用人者为之下"。海纳百川，为什么海能纳百川？位置卑嘛。所以脾这个东西其实是容纳、吸收、包容所有营养物质和藏污纳垢的地方。好比你在外边挣了钱，回家要交给老婆一样。阳性的器官是腑，它在消和化食物。消和化后的东西交给谁呢？脾。脾是个脏，是个阴，阴是专管吸纳、吸收的。

现在很多人说什么脾胃不和、肝脾不和，错了！他们根本没搞清楚脾是干吗的。比如，吃了喝了不长肉，那是脾出问题了。脾气虚是什么意思？就是脾吸收的功能变差了。所以，即使你吃了很多有营养的东西，你也吸收不了。

梁冬："脾气"和"脾"之间有关系吗？

徐文兵：有关系。有人肝火很旺，还有人脾气很大，俩人有区别吗？实际上，脾气好的人突然间也会有肝火爆发。但是我们没说这人脾气不好，为什么？脾是主管人一生的，它是人的后天之本。当人的习性定格以后，就叫脾气，脾气是固定不变的。

▶ 吃了喝了不长肉，那是脾出问题了。脾气虚是什么意思？就是脾吸收的功能变差了。所以，即使你吃了很多有营养的东西，你也吸收不了。

▶ 脾是主管人一生的，它是人的后天之本。当人的习性定格以后，就叫脾气，脾气是固定不变的。

有人说："人之初，性本善；性相近，习相远。"当一个人的习性还没有固定下来，我们说他还没定型。定型了以后，我们就说这人形成了自己的一种思维方式、情绪方式、情感表达方式，这叫有脾气了。

很多人脾胃消化和吸收功能不好的时候，有两个表现：

第一，要跑，要离开这儿。"走走走，我们要离开这儿。"很多有抑郁症的人，就有这个特点，他们就要走，表现出很惊恐的眼神。问他要去哪儿？他们说不知道，扭头就要跑，就是逃离现场。

这就是脾胃虚闹的。

脾胃虚的人有一种营养摄入不够的感觉，老觉得，"将来要有不好的事发生"。你给他吃饱了，就没事了。陷入这种感觉的时候，脾胃虚的人就不停地吃。

梁冬： 化食量为胆量嘛！

徐文兵： 这是一种动物本能。动物碰到危险的时候，第一就是逃；第二是拼命进食，储存能量，以备将来不测之需。

这就是我们说"脾气"和"脾"气表现在外的那种思想情感，其实它是有物质、生理功能作为基础的。

梁冬： 有一些白领频繁跳槽，很可能不是人品问题，是脾胃虚导致的不安全感。

关于脾，您还有什么跟大家分享的呢？

徐文兵： 有一句话叫"胃强脾弱"，说这人特能吃，但不长肉，吃的东西全拉掉了。

梁冬： 不少人都哭着、喊着要有这种功能。

徐文兵： 很多人现在追求的是一种病态，说你这么能吃还不长肉，真羡慕你。我们老家有句话叫"男人是个耙耙，女人是个匣匣，不怕耙耙没齿子，就怕匣匣没底子"。意思是

◀ 脾胃消化和吸收功能不好的的两个表现：
第一，要跑，要离开这儿。第二是拼命进食，储存能量，以备将来不测之需。

◀ 有一些白领频繁跳槽，很可能不是人品问题，是脾胃虚导致的不安全感。

◀ 为什么不少人能吃不长肉？

男人像一个搂钱的耙子，出去耕耘，去搂回东西。往哪儿装啊？往那匣匣里面装嘛！这个男人再无能、再笨，他总能搂点东西回来；就怕什么？匣匣没底子，老婆盛不住。你挣多少钱交给她，全给你造光。也就是说，胃是耙耙，吃进去东西；脾是装东西的匣匣。不怕胃不好，就怕脾气虚。

上面一句话的意思就是说，能挣的不如会花的，她能给你全存上，可以应不时之需。这样的话，人就很健康。

说到这，有个"廉颇老矣，尚能饭否"的故事给大家讲一讲。战国时期，赵国和秦国要打仗了，赵国朝中无可用之将，去访问一下老将军廉颇吧。怎么考察？去看看廉颇还能不能吃饭。结果来人一见廉颇，海量，特能吃。回来怎么汇报的？吃倒是能吃，一吃饭，三遗矢，就是吃饭中间廉颇上了三趟厕所。能吃吧？

梁冬：的确能吃啊！

徐文兵：胃没问题吧？

梁冬：没问题。

徐文兵：哪有问题了？

梁冬：匣匣（脾），兜不住，吸收不了。

徐文兵：廉颇就是"胃强脾弱"，吃了就拉了，所以最后赵王还是没用他。

70岁这个阶段会出现什么问题？一个是不能吃，饭量少；第二，吸收也不好。还会出现一种情况，吃倒是挺能吃，但是吃完了就拉。总之，脾气虚了。

梁冬：有一些减肥药就鼓吹：你吃了，全拉出来，不忌口不长胖。其实这是对脾很大的伤害。

徐文兵：这是对生理上最大的伤害。别说老年人，年轻人也受不了。

▶ 能挣的不如会花的，她能给你全存上，可以应不时之需。这样的话，人就很健康。

▶ 廉颇就是"胃强脾弱"，吃了就拉了，所以最后赵王还是没用他。

▶ 有一些减肥药就鼓吹：你吃了，全拉出来，不忌口不长胖。其实这是对脾很大的伤害。

15. "皮肤枯"

老年人要少生气，忌辛辣

徐文兵：脾气虚了以后，皮肤的表现是什么？

梁冬：皮肤枯嘛，没有脂肪在皮肤上堆积。

徐文兵：一个是皮枯，一个是肤枯。肤是皮下脂肪，当脾吸收进来营养后，化为气，化为神，让你吃饱了能干活，能写东西；另外呢，多余的能量转化成脂肪，变成一个精髓的半成品，储存在体内。一是保护你脏腑的温度，另外是储存在皮下脂肪，给整个身体保温。脾气虚的人有一个特点：有皮无肤，他那个皮，你一拎就能拎起来。

梁冬：有些老年人真的是这样。

徐文兵：什么叫鸡皮鹤发？一拎有皮无肤，皮下没脂肪了。现在，好多人一说到减肥就是"我要抽脂"，抽什么呢？把脾好不容易吸收的东西（匣匣好不容易攒的钱）给捅开个洞抽走了。抽到最后，有的人感觉弱不禁风；还有的人觉得脏开始寒，心寒齿冷，就觉得活着没意思。据统计，好多抽脂减肥的人到最后都患上了抑郁症。

梁冬：太恐怖了！

徐文兵：这都是人造疾病。

梁冬：怎么才能补脾？

徐文兵：中医经常说一个词叫"健脾"。什么叫健脾？就是让脾气"使之有力"，或者叫"使之有气"。就是怎么能提高脾的消化功能？首先，我们别干蠢事，就是说别干让脾

◀ 脾气虚的人有一个特点：有皮无肤，他那个皮，你一拎就能拎起来。

◀ 为什么好多抽脂减肥的人到最后都是抑郁症？

有的女孩想减肥又对食物没有意志力，采用的方法是抽脂和抠喉。这种做法无异于饮鸩止渴，伤害远远大于得到，非常的愚蠢。

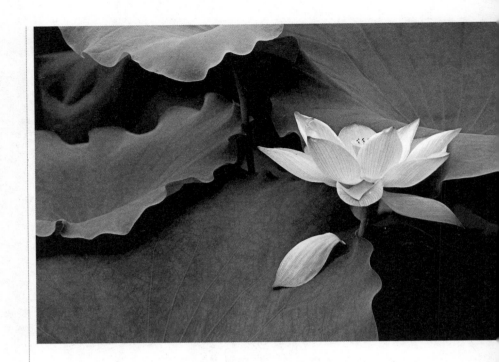

气变得很弱的事情。什么是伤脾气的事？什么克土？

梁冬：木克土。

徐文兵：所以你发现了没有，好多脾气虚的人一生气就拉肚子。跟人吵完架以后，马上上厕所。肝气一动，脾气就弱。这种人最忌讳吃过于辛辣的东西，特别是老年人。

平常，我们吃的东西太多了，没胃口，堵在嗓子眼了，吃点辣的东西，好！又开胃了。因为辛辣的东西能把肝气、胆气鼓舞起来，把那些多余的营养化掉，你又能吃了。而当你脾气虚的时候，吃辣的东西会让你一下子把营养耗散掉。所以，老年人到这个年龄要忌辛辣。

请问"吸收"的反义词是什么？

梁冬：呕吐。

徐文兵：呕吐和拉肚子——泄泻最伤人的脾气。现在减

▶ 好多脾气虚的人一生气就拉肚子。跟人吵完架以后，马上上厕所。肝气一动，脾气就弱。这种人最忌讳吃过于辛辣的东西，特别是老年人。

▶ 老年人要忌辛辣。

肥的人一个是抽脂，还有一个是抠喉。这顿饭既想吃，吃完又怕长胖，怎么办？先吃，吃完跑厕所一弄，哗哗吐掉了。这种方式最伤脾胃之气，弄到最后就是厌食症。

这种吐先伤的是脾胃之气，然后伤的是心气，最后连吃饭的欲望都没了。所以，老年人切忌用那种催吐或者是拉肚子的方法，有可能拉下以后就收不住了。

梁冬：怎么养脾胃之气？

徐文兵：第一，不要干蠢事，不要剧烈地催吐或者拉肚子。另外，要学会借天地之气去养自己的脾胃。借春天调肝气起来，借夏天鼓舞心气，借秋天养肺气，借冬天养肾气，尤其要注意换季的时候。因为中医把每一季的最后 18 天归到脾，比如春天的末尾，快到立夏前的那 18 天，借这个气养脾胃。到这会儿呢，天地之气会鼓舞你的脾胃，所以，要多吃一些养脾胃的食物或者药。

梁冬：养脾胃的食物或者药有哪些？

徐文兵：效果好，颜色黄的，像小米粥。小米，我们叫粟。另外，中药里面有很多黄色的药，补脾非常好。像党参，黄土高原出产的。上党地区，山西晋中南——长治出产的这个党参最好了，什么味道？甜的。还有我们古代用的饴糖——高粱饴。老年人在这个年龄段还要吃点蜜，他们脾气虚了。

梁冬：这些东西都是甘甜的东西，有糖尿病的老年人怎么办？

徐文兵：糖尿病是特例。糖尿病是什么？脾气太旺，克了肾水。而脾气虚是自个还不行呢，克什么肾呢？它克不了。

中药甘草也是补脾气的，黄色，味甜！其实，补脾气最好的一味药是山西北面——我们老家附近浑源县出产的，叫

◀ 老年人切忌用那种催吐或者是拉肚子的方法。

◀ 养脾胃的食物或者药有哪些？

◀ 糖尿病是脾气太旺。

▶ 脾气虚的人还有一个表现是什么？身体划破了，或者长了痈疮，久久不愈合。

▶ 如果老年人还能吃点肉的话，什么鸡肉、鸭肉、猪肉都不适合，补脾最好的肉就是牛肉，而且最好是黄牛肉。

▶ 脾气虚的人还要注意哪些？

▶ 我给大家推荐两味补脾气的成药。它是经过几千年验证的：第一个叫补中益气丸，第二味药药店也能买到。它专门调治外面一有风吹草动就得感冒的人。这药叫玉屏风散。

黄芪，黄色，甜的，煲汤、煮药都非常好。它的作用就是补脾胃、长肌肉、托脓，托里透脓。

脾气虚的人还有一个表现是什么？身体划破了，或者长了痈疮，久久不愈合。现代医学解释说这是免疫力低下什么的。原来这儿溃烂，流的都是那种稀汤寡水，但你吃完黄芪以后很快开始化脓、出脓，脓排干净以后伤口愈合。黄芪这味药到了70岁这个年龄段是应该作为一种食材来用的。

如果老年人还能吃点肉的话，什么鸡肉、鸭肉、猪肉都不适合，补脾最好的肉就是牛肉，而且最好是黄牛肉。吃黄牛肉炖的汤，里面再加点黄芪，然后吃一碗小米粥或者干饭。粥不是稀粥，而是稠的，做的时候就像焖大米一样把小米焖好了，再用勺子把它杵得粘烂，浇点牛肉汤汁一吃。

梁冬：你有没有观察到我刚才吞了一下口水？说明我身体反应还可以。

徐文兵：说明我的语言功能也很强，把人给说饱了。

梁冬：老年人不要吃什么？

徐文兵：不要吃辛辣的。

梁冬：脾气虚的人还要注意哪些？

徐文兵：脾气虚的人，尤其注意不要过度劳作。因为脾气虚了以后，不但影响不了外面，还缩到里面。缩到里边的表现是什么——皮肤枯。皮肤枯的原因是什么？气上不去了。

梁冬：好像气球，气不足就瘪了。

徐文兵：人的气瘪了，皱纹出来了，皮肤也枯了，一拎就起来了。所以，脾气虚的人一是不要多动，另外赶紧吃一些中药，把脾气给补上去。这里，我给大家推荐两味成药。

一般没辨证，我是不给人推荐什么药的，但有一些药呢，它是经过几千年验证的，是基本上对路、不会有太大副作用的药,大家可以去尝试一下。

第一个叫补中益气丸。为什么叫丸呢?散和丸的区别就是里边有个赋形剂。这种赋形剂,我们都用小米的那种精糊,就是小米熬得特别稠特别稠,然后晒干了,把它打成淀粉,把这些药给它裹在一块儿。一个丸里边大概有一半是淀粉,另一半是药,又做成小丸。为什么?我知道你很弱,本来功能很差,突然给你送来一顿好饭,你受得了吗?做成小丸就是要让它慢慢地被你吸收。

梁冬:第二味药呢?

徐文兵:第二味药药店也能买到。它专门调治外面一有风吹草动就得感冒的人,这药叫玉屏风散。

梁冬:听名字就知道它的作用,屏风嘛!

徐文兵:对,把那些外邪之气屏蔽掉。

而且,这里面用的四味药,君药是黄芪——山西晋北的黄芪最好,叫北芪,也称箭芪。里面的臣药叫防风,你听这名字,多形象。还有一味佐药是苍术或者白术。最后还有一味药——甘草。它们合在一块想达到什么效果呢?把你的脾气补起来、提起来,让你的卫气变得充盈。这样你就不容易遭到外邪的侵袭。

还有,老年人到七十岁以后,有句话叫:七十不留宿,八十不留饭。为什么这么说?

◀ 七十不留宿,八十不留饭。

梁冬:不小心就过去了。

徐文兵:这种状态下你再让他有点儿风吹草动,得个感冒,很容易就一病不起。"上工治未病",与其那样,不如好好把它防住。玉屏风散就是给身体建立一道屏风的。

梁冬:我还以为防住就是别留饭、别留宿,原来是这样的。

16. "八十岁，肺气衰，魄离，故言善误"

老了不犯糊涂

梁冬："八十岁，肺气衰，魄离，故言善误。"什么是肺气衰？

徐文兵：古人有一句形容老年人的话——"耄耋之年"。"耄"是一个"老"，底下一个"毛"。"耋"是一个"老"，一个"至"。七十岁以上叫耄，八十岁以上叫耋。我们说脾是土，土生什么？

梁冬：土生金嘛！

徐文兵：八十岁以后，老人的肺气开始弱了——"肺气衰"，有什么表现呢？

一个是喘，一个是哮。喘呢就是呼吸节奏加快了，气不够用了。我们说气沉丹田，如果人肺气很足，一口气儿就能吸到丹田，厉害的一口气可以吸到脚后跟。但是老人肺气虚了以后就开始出现浅表呼吸。

还有，肺本身的力量不够气的吸入、排出，人就要依靠肢体的力量，于是他呼吸时就会张口抬肩。肺气虚的老人甚至不能平卧，只有半卧，靠着高枕头，半坐半躺地这么过一夜。

肺有一个功能——帮助人的肾做水液运化，就好像风箱一样，气进来后推动体液，输布到全身。如果肺气进不来

▶ 什么叫"耄耋之年"？七十岁以上叫耄，八十岁以上叫耋。

▶ 人肺气很足，一口气儿就能吸到丹田，厉害的一口气可以吸到脚后跟。但是老人肺气虚了以后就开始出现浅表呼吸。

呢？全身的微循环系统就差了，动力下降以后，带来的就是一系列身心的变化。

梁冬：为什么黄帝要把人生分成 10 年一个阶段来看，从 10 岁左右开始，一直看到 60 岁、70 岁、80 岁……其实是让你拥有一个生命的整体观，大概知道自己应该有一个怎样的活法。

为什么肺气衰的时候就会"魄离"？

徐文兵：《黄帝内经》说人长寿的原因是"故能形与神俱，而尽终其天年，度百岁乃去"。到了 80 岁这会儿，你形不行了，好比你盖了个宾馆，但没把你的客人伺候好，这时候人家当然就要离开。

肺是藏魄的。关于魄，我们以前讲过有七个，其中一个管呼吸功能的比较重要，叫"臭（chòu）肺"或者"臭（xiù）肺"。肺气衰了，"臭肺"就容易离开。它离开你的身体后，呼吸功能就不好了。

另外就是老说一些错话，"故言善误"，或者自己的一些亲人，他都辨认不清楚了。我们说这人老糊涂了。老糊涂的原因是什么？最浅表的是魄离，然后到死，叫魂离，最后是神去，人没了。

所以，肺气衰的老年人呼吸有问题了，说话也老是词不达意了。比如有时说出"那个卖女孩的小火柴""掀起你的头盖骨"什么的。

梁冬：有些人平常这样说，我们觉得很好笑，其实是因为他的肺气弱。

徐文兵：肺气弱以后有一个什么问题？脑萎缩！我刚才说了，肺要推动津液向全身输布。另外，肺是肾的妈妈，金生水。你肺气弱了，没力气推动体液输布，制造新的精髓

◀ 为什么肺气衰的时候就会"魄离"？

◀ 老糊涂的原因是什么？最浅表的是魄离，然后到死，叫魂离，最后是神去，人没了。

（脑髓也是人体的精）功能弱了，这脑子当然就不够用了。

梁冬：怎么才能让肺的功能强大起来，延缓衰老呢？

徐文兵：补益肺气，多吃白色的食物，吃白米饭、白色的生山药，还有贝母。贝母有两种，一种小的，出产在四川的叫川贝。为什么叫贝母呢？它是两个摞在一块儿，好像妈妈背个孩子一样，就是母子，就是袋鼠抱着孩子那个样儿，很好玩。

梁冬：植物也是有灵性的啊！

徐文兵：贝母，浙江出产的比较大，大贝母叫浙贝，或者叫象贝。它是补肺气非常好的药。

民国有位名医叫张锡纯。他特别善于给人补肺气，他用一味药——山茱萸。山茱萸是酸味儿的，酸主收敛，肺主纳气，都是往里收的，所以吃酸的东西，是能够纳肺气的。

补肺气的动物药，蛤蚧不错。药店里有一个四脚给钉住，长得像壁虎一样，然后有个小尾巴的东西就是蛤蚧。

梁冬：蛤蚧最精华的地方在哪里呢？

徐文兵：在它尾巴上。药店里有种药叫蛤蚧定喘丸，就是用蛤蚧为主药的。

另外，魄要跑从哪儿跑？魄门——肛门。怎么办呢？把肛门收紧了，那个魄就跑不了。肛门与大肠相连接，大肠与肺相表里。所以，这是一个补肺气的好方法，非常简单，还不花钱。

老年人到 80 岁以后，内裤老是会不干净。他那个肛门就收不紧，括约肌无力，排便或者是不排便时老会流出点东西来。经常锻炼肛门的括约肌，我们叫撮谷道，魄就不会跑掉。

中国古代皇帝，短命的占绝大多数，但清朝却有两个长寿的皇帝，一位是乾隆，一位是乾隆他爷爷——康熙。康熙

▶"不犯糊涂"的秘诀：补肺气。方法是撮谷道和多吃白色的食物。比如大米饭、生山药、山茱萸、蛤蚧、贝母（川贝、浙贝）等等。

活了将近 70 岁，乾隆活了 86 岁，那算是很高寿了。乾隆总结自己长寿的秘诀，其中一个就是撮谷道。

梁冬：生活真的是处处皆学问呢！

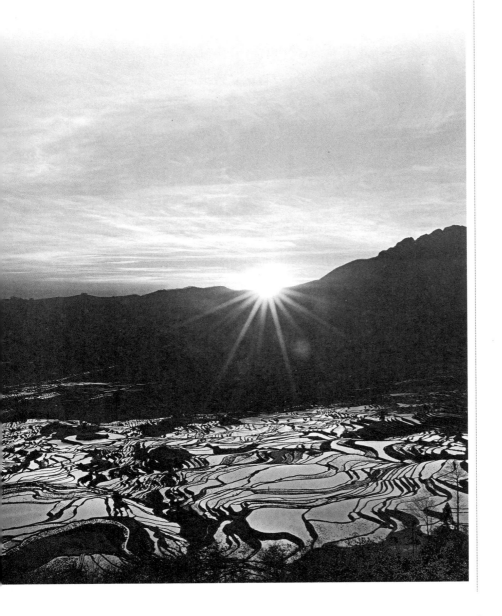

◀ 乾隆的长寿秘诀就是撮谷道。

人老了，自然身体各方面都会出问题，要想出的问题少一点，就要在年轻的时候，甚至更早的时候就打好基础。养生要趁早。

17."九十岁，肾气焦，四脏经脉空虚"

补肾就是把根留住

梁冬："九十岁，肾气焦，四脏经脉空虚。"什么意思？前面讲到金生水，所以90岁肯定是肾出问题了。

徐文兵：90岁已差不多到了肾精枯竭的时候。肾是个水脏——水的脏，当肾精干了以后，它就焦了，也就是精髓快耗干了。

肾是把多余的精储存在其他4个脏里面的，当人老了，首先从肝开始虚，然后是心、脾、肺开始虚，一系列地虚。最后到了肾，就虚到根儿上了。

梁冬：虚到根儿上会出现哪些问题呢？

徐文兵：没有精了，化成不了血也化成不了气了。血是走在脉里面，气是走在经络里面的，所以岐伯说"经脉空虚"。

梁冬：肾和膀胱是什么关系？

徐文兵：肾是在里面藏着的，是脏；膀胱是对外开放的，是腑。它们是一个表里的关系。如果人受了寒气，先伤膀胱，然后就过渡到伤肾。

梁冬：一说到"肾气焦，四脏经脉空虚"，很多人就想到要补肾。中医是怎么补肾的呢？

徐文兵：一个是补肾，一个是益肾。

梁冬：这两个东西有什么不同？

徐文兵：补肾就是别让它漏。比如到这岁数了，虚了

▶ 当人老了，首先从肝开始虚，然后是心、脾、肺开始虚，一系列地虚。最后到了肾，就虚到根儿上了。

▶ 如果人受了寒，先伤膀胱，接着就伤肾。要想伤肾，敬请受寒吧。

162

是正常的。但有些人是提前把自个儿的精给漏掉了，这种人需要补。

梁冬：我们怎么知道自己的肾在漏精呢？

徐文兵：漏精有表现啊。比如，体液都是我们的精。遗精算漏，白带多算漏，人工流产算漏，动不动就出汗算漏。现在，很多人说我要出去出点汗，出什么汗？那叫漏精。还有出血、呕吐、拉肚子，这都会伤肾，这都是漏精。

梁冬：有些人撒尿的时候有很多泡沫，就跟啤酒倒在马桶里一样，但化验又没事儿。这是什么呢？

徐文兵：中医认为，这叫漏精。

梁冬：那怎么样能够把这个精补住？

徐文兵：补啊！什么叫补？就是不让它漏。补是止损，益是往里面加东西。

梁冬：先得补，后再益。

徐文兵：先得把锅补住了，然后再往里加东西，否则你这儿漏着，那儿加着，等于白补。

梁冬：既然肾是主黑色的，那要补的话就要用像黏土一样的东西，比如黑色的、稠稠的东西。

徐文兵：比如熟地黄。地黄叫地髓，骨髓的"髓"。它的鲜品叫生地黄。生地黄偏于凉血，是寒性的，但把它炮制（蒸、晒）以后，它里面的多糖就变成了单糖，黑色，然后就变成了熟地黄。熟地黄补肾、益髓的功能特别好。

梁冬：有些人打电话想说两件事，说完第一件，第二件事忘了。这种情况需要用熟地黄吗？

徐文兵：不一定，有的人是心火太旺、事太多，他也会忘事。还有，头天要是熬夜了，也要补肾。另外，益肾的东西还有玄参。玄参是黑色的，它的功效也非常好。另外，丹

◀ 体液都是我们的精。遗精、白带多、人工流产、动不动就出汗等都算漏精。

◀ 什么叫补？就是不让它漏精。补是止损，先得补，后再益。

　否则这儿漏着、那儿加着，等于白补。

◀ 补肾的良药有哪些？

参、白参、红参、黑参，还有黄参——党参。颜色不一样，都叫参。云南的三七，也叫参，三七参。这都是老天爷造好给大家用的。

梁冬：除了吃什么来补益肾外，还有别的方法可以在日常生活中帮助到我们的肾吗？比如，等公共汽车或者是坐着看电视的时候。

徐文兵：撒尿的时候要咬牙，这是防止肾气漏掉的一个非常好的方法。

我见过的一些长寿老人，他们习惯早晨起来先叩齿，然后鸣天鼓，就是用掌心捂住耳朵，手指敲后脑勺。因为肾开窍于耳，这其实就是用后天的意识引导人先天的神气去关注某个东西。还有就是搓耳朵，左手绕过头顶从耳垂往上捋右耳，你别左手直接搓左耳。右手也一样。因为它是个胎儿，头朝下的。这些都是日常生活中非常好的补肾方法。

另外，一些胶类的东西，像胎盘、冬虫夏草，还有杜仲、续断、土鳖虫，都是非常好的补肾药。

梁冬：请问这个紫河车——胎盘，到底该怎么弄？比如刚生了小孩子之后的女性。

徐文兵：跟医生要过来。

有一次，我厚朴一期的一个学生生完孩子后，就把它交给了我们，我们有个制剂室可以加工。冬至那天，我们给它烘干，然后磨成粉，装胶囊给她拿回家吃了。

▶ 撒尿的时候要咬牙，这是防止肾气漏掉的一个非常好的方法。

▶ 搓耳朵，是左手绕过头顶从耳垂往上捋右耳，你别左手直接搓左耳。右手也一样。

18. "百岁，五脏皆虚，神气皆去，形骸独居而终矣"

修身好了，连死都是快乐的事

徐文兵：人到百岁，最理想的境界就是"善终"。"百岁，五脏皆虚，神气皆去，形骸独居而终矣。"要知道，人能活100岁，那简直就是老天的恩典。但是，普通人从50岁开始，各个脏分别丧失精气，出现症状，到百岁时，五脏基本上都空虚了。

我们说人活精、气、神，精和气是神的物质基础和能量基础。当精没有的时候，气首先没了；当气没有的时候，神也就跟小火苗似的慢慢灭了。所以，这时候尽管形还在——"形骸独居"，但人的神、魂和魄已经慢慢离开身体了。

当人出生，从胚胎变成人后叫"魂魄毕具，乃成为人"；人去世时，也是魂魄逐渐离体之日，就变成了"形骸独居"，但也是在慢慢地尽其天年。我见过几个百岁老人，那可不是"形骸独居"，那思维、那反应比年轻人都厉害。说白了，我们中国人追求的就是这种善终啊！

很多父母，包括我父母现在岁数也大了，他们的观点就是：我不要给孩子添麻烦，我不要躺在床上病病歪歪，我不想你们给我端屎倒尿，还住院花费你们的钱。所以我觉得，老人到了这个年龄阶段，我们做子女的应该考虑的是怎么样让他们快乐地善终。

我看到现在很多按照什么什么方法治疗的病人，到最后

◀ 人到百岁，最理想的境界就是"善终"。

◀ 老人到了这个年龄阶段，我们做子女的应该考虑的是怎么样让他们快乐地善终。

165

基本上生不如死，就痛苦得要去安乐死。为什么？他以前治病的方法都是掩盖矛盾，把最后制造出的更大矛盾给藏起来，到临死前来个大爆发，所以痛苦得不行。

什么是养生？中国人养生就是追求福，其中一个福是什么？善终。什么叫善终呢？"预知时日，无疾而终"。我看到不少健康的老人家，自己把自己收拾得干干净净，把事情都交代好了，到最后那个日子，人家飘然而去，没有任何痛苦，安详地走了。人家真是尽其天年。这叫福气！

养生其实是一个初级阶段，养的是"生、长、收、藏"。到老了，就叫养"生、长、壮、老、矣"。活着的时候，我们要学会怎么对付我们的"老"，怎么去迎接我们的"矣"。所以，修身修好了，连死都是一个快乐的事情。

梁冬：这才是中国文化的至高境界。

徐文兵：无痛苦，很有尊严地死去，这叫："神气皆去，形骸独居而终矣。"

梁冬：多读《黄帝内经》，你就会慢慢找到经典背后的天机，也就能够成为享受经典的福人了。

▶ 什么是养生，中国人养生就是追求福，其中一个福是善终。

▶ 养生其实是一个初级阶段，养的是"生、长、收、藏"。到老了，就叫养"生、长、壮、老、矣"。

▶ 多读《黄帝内经》，你就会慢慢找到经典背后的天机，也就能够成为享受经典的福人了。

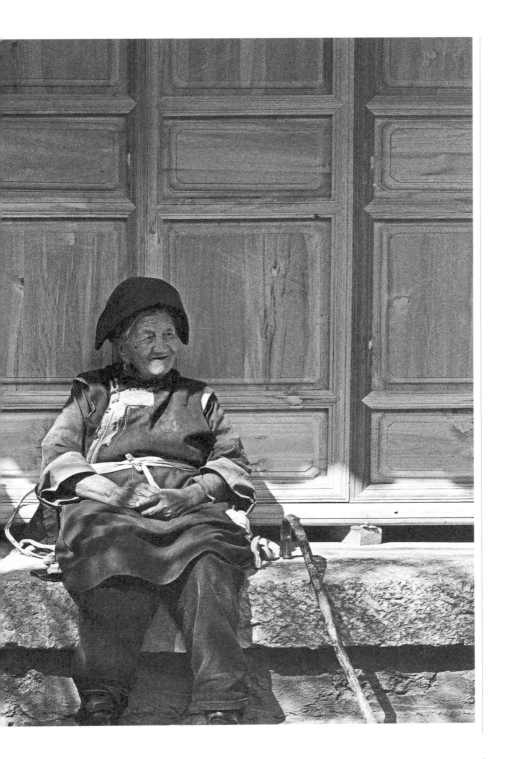

人一辈子，能够尽其天年，到最后无痛苦、很有尊严地死去，也未尝不是一件乐事。

活到天年，是一种智慧、一种
福气、一种优雅。

第五章
享受"天年"的幸福之旅

　　一个人如果在100岁的时候，能够得体而优雅地谢幕，算有福之人。

　　鼻子自己具有清洁功能，洗鼻子是画蛇添足的行为。

　　支架、搭桥、心脏起搏器，这些后天人为的做法只能临时救急，不是神明掌握的节奏，终究会出问题。

　　看了很多孩子的病，其实应该扎针、吃药的是他的爹妈。

经文：

　　黄帝曰：其不能终寿而死者，何如？岐伯曰：其五脏皆不坚，使道不长，空外以张，喘息暴疾；又卑基墙薄，脉少血，其肉不石，数中风寒，血气虚，脉不通，真邪相攻，乱而相引，故中寿而尽也。

1. "黄帝曰：其不能终寿而死者，何如？岐伯曰：其五脏皆不坚"

折寿的原因浪简单

梁冬：下面，我们讲述《黄帝内经·灵枢》篇里"天年"的最后一部分，做一个收尾的工作。我心中是眷眷不舍啊！

在前面，我们讲到了一个生命的战略规划问题：10岁怎么样？20岁怎么样？以十年为一阶段，一直讲到了90岁、100岁。我们想一想，一个人如果在100岁的时候，能够优雅、得体而完美地谢幕，我觉得这是人生比较好的一个境界。

◀ 得了脏病，人就会折寿。

生命中，享受舞台的过程充满激情，谢幕也可以同样的精彩而美好。

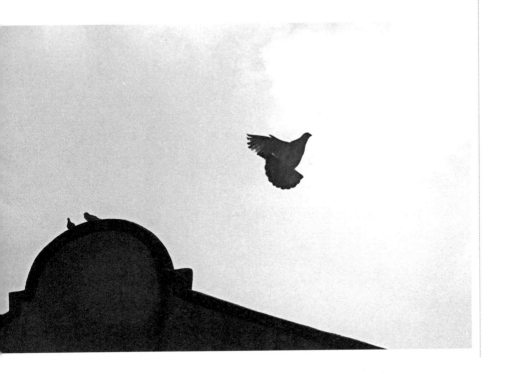

▶ 一个人如果在100岁的时候，能够优雅、得体而完美地谢幕，我觉得这是人生比较好的一个境界。算有福之人。

徐文兵：算有福之人。

梁冬：所以，在结束的时候，黄帝就问了一个他非常关心的问题："其不能终寿而死者，何如？"

徐文兵：这个终寿，我们叫天年，两个甲子。为什么有些人活不到这个岁数？黄帝的老师岐伯说了第一个原因——"岐伯曰：其五脏皆不坚。"

梁冬：什么叫"坚"？

徐文兵：我们说五脏"藏精气而不泄也"。六腑是什么？"传化物而不藏"，它是更虚更实的这么一个传导的过程。你看我们的胃肠道都是平滑肌，它有一个扩张收缩，它是软的。藏精气那个匣匣呢，它是坚固的。那五脏如果不坚，就会出现什么问题？漏！第一说明心、肝、脾、肺、肾不充盈，至少没充盈到那个"坚"的状态；第二说明它可能有遗漏的东西。要知道五脏所藏的精，是你的物质基础，支撑着你的命，就像盖楼打的地基一样，地基不牢，就盖不了多高的楼。

▶ 五脏所藏的精，是你的物质基础，支撑着你的命，就像盖楼打的地基一样，地基不牢，就盖不了多高的楼。

梁冬：精不足，地基不牢，有可能是天生的。

徐文兵：后天也有伤害啊！

梁冬：伤害到什么？

徐文兵：伤害到你的肺，伤害到你的肝，伤害到你的肾，这些都是伤害到你的脏啊。人要是得了"脏病"的话就折寿了，折得厉害了。

梁冬：就是五脏皆不坚的时候。

2. "使道不长"

保护好自己的鼻子

徐文兵："使道"我们前面说了，"使道隧以长，基墙高以方"。这个"使道"呢，我们姑且解释为人督脉下面的这个鼻子。鼻子有什么作用呢？第一，温暖冷空气，你吸入冷空气，它帮你先加热，不会伤到、直接呛到你的肺；第二，它有个过滤功能，它把那些灰尘啊什么的脏东西给挡在外面。它越高越长，你的过滤系统就越好。

梁冬：按道理说，既然鼻子是一个有效的过滤网，那为什么很多人每天要洗鼻子呢？

徐文兵：洗鼻子的人啊，我觉得有点儿画蛇添足，多余。

梁冬：那为什么鼻子可以不用洗呢？空调都要洗过滤网，为什么鼻子不用洗呢？

徐文兵：你自己在流鼻涕呀，你自己在清洁。正常的鼻子，都能过滤那些灰尘或者加温。鼻腔有黏液，它是我们精的一部分。这个精会出现俩问题，一个是你过多、不停地流鼻涕，这样的话，你记忆力会衰退，你会漏精；第二，没有鼻涕，鼻腔是干的。正常人的鼻子是干什么的？分泌正常的鼻腔黏液，然后过滤一定的灰尘、脏东西以后，一擤鼻子，没事儿了，这不就是在清洗自己的空调吗？您干吗还动手哇？这叫人为，这叫"伪"。

梁冬：为什么人会有鼻屎呢？

徐文兵：鼻屎就是鼻涕呀，就是鼻黏膜干燥了以后结

◁ 先天鼻子的通道不长，后天又遭到人为地破坏，这也是短寿的原因。

◁ 鼻子越高越长，人的过滤系统就越好。

◁ 鼻子自己具有清洁作用，洗鼻子是画蛇添足的行为。

鼻腔有黏液、阴道有黏膜，这些都是人本身具有的最有价值的保护层，根本不需要外在的协助，人为的破坏是相当愚蠢的。记住：自然的总是最好的。

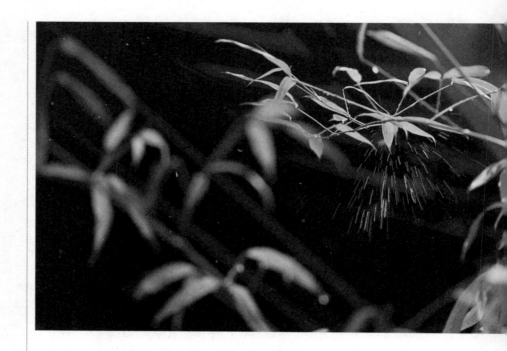

什么叫阴阳？就是说外面阳的时候我会阴，外面阴的时候我会阳，就是保持一种好像走钢丝时的平衡状态。

的，这是一种病态。还有，像女人的阴道都有自然分泌的黏液保护自己。有的女人为了干净，天天用那些所谓洁阴的东西洗自己，洗到最后怎么了？真菌感染，她人为地把自己天生的黏膜保护层给破坏了。

什么叫阴阳？就是说外面阳的时候我会阴，外面阴的时候我会阳，就是保持一种好像走钢丝时的平衡状态。所以你看那个鼻腔，它既能加温，还能湿润。很多人在气候湿润的南方待惯了，突然到干燥的北方会不适应。但健康人过一段时间他就适应了，一到干燥的时候他就开始分泌一些黏液，自然调整。

梁冬：所以，当鼻腔比较长的时候呢，对于人的呼吸功能是有帮助的。

徐文兵：当然有帮助了，有长寿的基础。

3. "空外以张，喘息暴疾"

呼吸急促的人要特别注意

梁冬：那"空外以张"呢？

徐文兵：鼻子短的人，就好像有个特点：你从上往下看都能看见他的鼻孔儿——"空外以张"。

梁冬：鼻孔儿露的人面相不好，原来出处在这儿。

徐文兵：鼻孔儿暴露的人，说明他的呼吸系统有问题。

梁冬：欧洲人的鼻子长，亚洲人的鼻子短。

徐文兵：生长在寒冷地带的人，鼻子一般都高，都长；多风沙的地方，人眼睛偏小，睫毛长，就是适应环境。

梁冬：所谓长得好看，也是要由外部环境来造就。什么是"喘息暴疾"？

徐文兵：鼻孔儿露的人，呼吸的时候他跟健康人不一样。真正健康的人呼吸是什么？均匀、绵长、深远。你把一张纸放在他的鼻子底下，你都感觉不到那个纸在动。

梁冬：为什么？

徐文兵：深。跟他相反的人都是什么？喘，喘息。呼吸的时候张口抬肩，呼吸的节奏快了。然后就是这种"暴疾"。什么是暴疾？就跟人打呼噜一样，突然一口，深一脚、浅一脚的那种状态。

梁冬：有的人，你总是感觉到他气喘吁吁，一惊一乍的。

徐文兵：这些人身体都不好。真正健康的人都是呼吸比较平、比较和的。我前面不是讲过节奏嘛。肺有个功能，中

▷ 鼻孔儿暴露的人，说明他的呼吸系统有问题。

▷ 所谓长得好看，也是要由外部环境来造就。

▷ 真正健康的人呼吸是什么？均匀、绵长、深远。你把一张纸放在他的鼻子底下，你都感觉不到那个纸在动。

观察我们周围的人，往那一坐下，你就听见他们呼吸声音很大，那这人身体有问题。在那一坐都听不到呼吸的人，才是高人。

医叫"肺主治节"。什么叫"治节"？肺是调整人的身体节奏的一个重要器官，我们管它叫相辅之官。就像踢足球的时候，踢着踢着，说后边中场赶紧组织队员来回倒脚，调一下节奏，就是让进攻变得一波一波的。所以，肺如果调整好呼吸的节奏，人就活得长。好比搞匀速跑的人跑得长。如果他跑起步来，突然快启动，再突然慢一下，完了，跑不了多远。

所以，肺的功能如果出现"喘息暴疾"，这个人活不了太长。我经常观察我的病人或者是我周围的人，往那一坐下，你就听见他们呼吸声音很大，我就知道这人有问题。在那一坐都听不到这个呼吸的人，这个人是高人。

梁冬：静若处子，才能动若脱兔。

徐文兵：补充一点，我经常告诉别人，锻炼身体有三点：第一要调形，就是摆什么姿势；第二要调息，调呼吸的节奏；第三个最高境界是调心。

静若处子，才能动如脱兔。

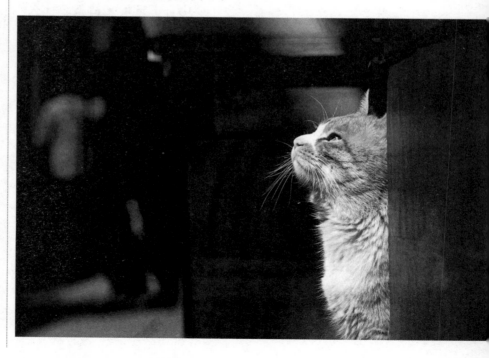

4."又卑基墙薄，脉少血，其肉不石"

先天不足，后天好好补

梁冬："又卑基墙薄，脉少血，其肉不石"，讲的是什么？

徐文兵：这就要说到遗传了，一个人开始是什么？"以母为基，以父为楯。"当你母亲给你提供的基础"卑"——不牢的时候；当你的父亲给你提供的这防护身体的栅栏，或者叫屏蔽的院墙不坚固、不厚的时候，你的先天就不好，你要想活 120 岁的话，那就要后天调得特别好。

还有，我们说一个人长寿，他的面相叫"使道隧以长，基墙高以方"。他这个基墙是什么？地阁方圆、天庭饱满。所以，我特别喜欢那些有奔儿头的孩子，大奔儿头。这也是基和墙牢固的一个外在表现。

梁冬："卑基墙薄"的话，就会"脉少血，其肉不石"。这个"石"，有些版本上说是石头的"石"，它其实是通实在的"实"！

徐文兵：我们说肌和肉，放松的状态叫肉，发力的时候叫肌，就是说首先你得有那块肉，咱们再说发力。生活中，很多人是没有肌肉的。怎么检查？手上指头一合，虎口这儿是不是鼓起一块肉？很多人这儿是凹下去的，没有肉。再者，像什么重症肌无力、肌肉萎缩的人，都叫"其肉不石"。如果一个人"其肉不石"，你就知道他的脾气虚到一定程度了。因为什么？脾主肌肉。

◀ 当你母亲给你提供的基础"卑"——不牢的时候；当你的父亲给你提供的这防护身体的栅栏，或者叫屏蔽的院墙不坚固、不厚的时候，你的先天就不好，你要想活 120 岁的话，那就要后天调得特别好。

5. "数中风寒，血气虚，脉不通"

少受风寒多增寿

梁冬："数中风寒"的意思是什么呢？

徐文兵：为什么会"数中风寒"？保卫你的那个卫气弱了。卫气由三个构成，一个是肺气，一个是中焦之气（就是我们吃饭那个气），它们叫后天之气，还有一个是先天的元气。这先天的元气、后天的饮食之气、呼吸之气合而为一，统称卫气。

当卫气弱了，身体对外的防御功能就差了，所以外面一有"风寒暑湿燥火"六淫的变化，你就容易得病，老得病。病好靠什么？靠元气，调动你的元气把这病邪赶走，你就要额外地比别人消耗很多东西。所以，如果"数中风寒"，你就要折寿的。

梁冬：数中风寒之后，人就会"血气虚，脉不通，真邪相攻，乱而相引，故中寿而尽也"。

徐文兵：血气虚呢，首先是一个虚证。到脉不通呢，里面就会出现瘀血。本来是好血，但好血待那儿老不动，就变成什么？瘀血，由虚证变成了实证。脉不通的话，轻则末稍循环出现障碍，重了则会出现什么冠心病、心肌梗死。开始是体的问题，到最后就是影响我们生命的心的问题，中医管这叫真心痛——就是说旦发夕死，死得很快。这时候也说脉不通。现在医学做什么？支架，搭桥。你脉不通了嘛，我这给你扩一下，临时救急很有效，但长远地我们想一想，为什

▶ 如果"数中风寒"，你就要折寿的。

▶ 支架、搭桥、心脏起搏器，这些后天人为的做法只能临时救急，不是神明掌握的节奏，终究还是会出问题。

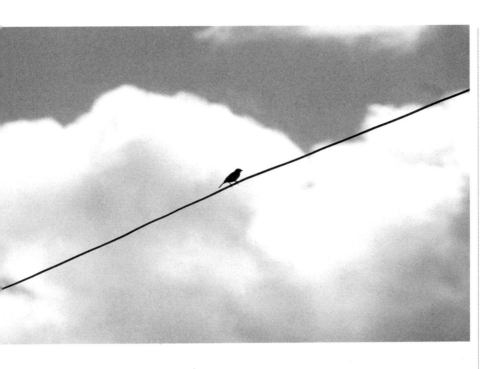

处事要跟着自己的真心走。

么那儿气血过不去？造成你"血气虚，脉不通"的原因是什么？基墙的问题、数中风寒的问题、喘息暴疾的问题。

你想一下，喘息的那个波，呼吸运动的气血，必须准确地打倒那一点或瘀血上，如果乱了，节奏就乱了。就如同人工心脏起搏器一样，节奏不是神明掌握的那个点，过几年问题还会出现。

梁冬：所谓的心主神明，它其实讲的是——心就是整个身体节奏的总控制器。

徐文兵：你要跟着它的点儿走。现在人都非要拿那个后天强迫的混账意识去控制自己的心，非要把它的节奏给打乱。本来心说你要慢一点儿，你要缓一缓，他就说我要加班，我要去跑步，我要去锻炼。强迫自个儿上跑步机，然后死在跑步机上，这时候心就没法弄了，最后结论是"真邪相攻"。

◀ 现在人都非要拿那个后天强迫的混账意识去控制自己的心，非要把它的节奏给打乱。

6. "真邪相攻，乱而相引，故中寿而尽也"

为什么人半百后总活在痛苦中

梁冬：什么叫"真邪"呀？

徐文兵："真"是你的元气，"上古天真"，养的是你先天的元气。孟子说了：养吾浩然之气。但是你"数中风寒"，然后"血气虚"，身体里生了自己的"内贼"。外贼加上内鬼都是"邪"。"邪"最后跟谁打仗？不都跟你先天那种天真的元气打仗嘛。

所以，人到半百以后就活在一种内乱当中，整天身体都在打架，真邪在相攻。一会儿东风压倒西风，然后西风再压倒东风，总是活在痛苦当中。

梁冬："真邪相攻"时，我们的身体就变成了一个战场，红方面军和白方面军赤诚相见，打成一团，这叫"乱而相引"。

徐文兵：打到最后，结果就是乱成一锅粥。很多去找我看病的人，基本上都病到一定程度了，身体都是一团乱麻。乱到一定程度呢，就会形成一种邪神，就是那种邪气。它有根据地，会长出症瘕积聚，给大本营提供营养。然后，它会发出信息和指令去干一些事情。很多人练气功练偏了，会感觉到气流在瞎走，有奇怪的幻听、幻视、幻觉，我们叫走火入魔了——"乱而相引"。什么叫导引？在神的指引下，或者是在通神懂医的人的指引下，把身体的气血归到位。第一要归位，第二要到位，这叫导引。

《黄帝内经·灵枢》"天年"的启示

生命贵在自得，死都是一件快乐的事

梁冬：通篇来讲，你觉得《黄帝内经·灵枢·天年》给我们最大的启示是什么？

徐文兵：明白我们"从哪里来，要到哪里去"，而且知道"上升、平台、下降"的过程。知道以后，顺着生命的变化规律去走，绝不饿着它做事。这样的话，人这辈子不仅少得疾病，还能延年益寿。

梁冬：正好踩着生命变化规律的点上，还是稍微做一点提前量，还是变化来了之后去接受它呢？

徐文兵：我们要做的是来了以后接受它。什么叫"虑"？ 做提前量叫"虑"！过了嘛，急切地期待着某个事要发生嘛。小的时候，咱们都想"快点长大，快点长大"！

梁冬：现在想想，真傻啊！

徐文兵：干吗呀，那会儿享受天真烂漫多好啊！

梁冬：现在的很多小朋友就是作业太多。据说夜晚十点钟能睡觉，早上能睡到六点半就很幸福了。

徐文兵：这是教育制度的问题。

梁冬：您给这些还有漫漫人生路的孩子和他们父母的建议是什么？怎么样能够在孩子学习压力比较大的时候，帮助他们调理好身体节奏，为今后打下一个美好人生的基础？

徐文兵：看了很多孩子的病，其实应该扎针、吃药的是他的爹妈。孩子是无辜的，是爹妈把他们未成就的一些妄想

> ◄ 知道我们"从哪里来，要到哪里去"，而且明白"上升、平台、下降"这么一个过程，然后，顺着生命的变化规律去走，不要饿着它去做。这样的话，你这辈子会少得疾病，还能快乐延年，到最后，甚至连死都是一件快乐的事。

> ◄ 看了很多孩子的病，其实应该扎针、吃药的是他的爹妈。要想孩子不生病，孩子爹妈的心态、价值观必须要调整。

加在孩子身上。要想孩子不生病，孩子爹妈的心态、价值观必须要调整。

梁冬：先治他妈！

徐文兵：有一个例子对我触动很大。我的一位医生朋友，他是搞儿科的。他给孩子规定：写作业就到九点半，十点以前就上床。

梁冬：那做不完怎么办？

徐文兵：他给开假条，他是儿科医生。

梁冬：所以呀，要对儿女好，还得考一个儿科医生的执照。

徐文兵：他的观点就是：你们这样做，是在摧残我孩子的身和心的健康，我不允许你们这么做！

梁冬：因为小孩子本身就处于人生的春天，应该"好生勿杀"。尽量地放开他，多鼓励！

那么，对于少年、中年、老年人来说呢？

徐文兵：孔子说过一句话："少年之人，血气方刚，戒之

▶ 小孩子本身就处于人生的春天，应该"好生勿杀"。尽量地放开他，多鼓励！

▶ 少年之人，血气方刚，戒之在色；中年之人 戒之在斗；老年之人，戒之在得。

人生的舞台，最重要的是自得。即使没有观众，我们也要享受它！

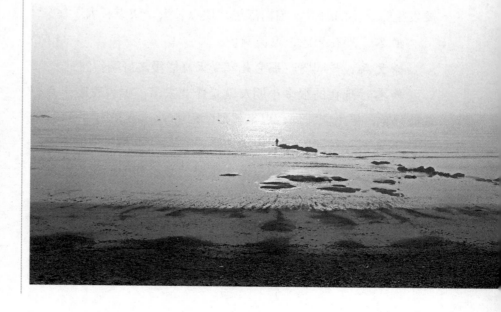

在色";中年之人呢，他说"戒之在斗"；还有"老年之人，戒之在得"。

梁冬：什么叫"戒之在得"？

徐文兵：不要贪得无厌。人老了，脾气虚了。脾气虚的人有一个特点，就是不断地收罗东西。老年人绝对舍不得扔一件东西。而且，一些病态的老年人拾破烂，把破烂堆到自己家里、楼道里，把邻居都臭得不行，他还在那儿收。这已经不是一个意识问题了。什么问题？心理问题还是生理问题？

梁冬：其实还是一个生理问题。

徐文兵：你把他的脾气补足了，他吸收好了，就不在外面收罗那些东西了。

另外，为什么少年要"戒之在色"呢？因为他们血气未定，血气方刚嘛。我们说有些年轻人找女朋友挑花眼了，看这个漂亮那个漂亮，今儿这个明儿那个的，这是在透支血气，这样对生长发育不利。中年之人就好斗——勾心斗角，争强好胜，钱越多越好啊，拿第一呀，什么都争一把手啊，提个正处啊。争到以后，突然发现，这有意思吗？

所谓幸福，道家讲要"恬"——"恬愉为务，自得为功"。你检查一下自己，到底是为自己活，还是为别人活？你做这个事儿，如果没有观众的话，你还做不做？比如说，我们现在讲《黄帝内经》，非得要大家都这么表扬你，夸你怎么怎么好你才做？不对呀！

梁冬：学问还是要给自己。

徐文兵：都要先把自己搞好了，有了富余的能量，再去关爱别人。

梁冬：最重要的是所做的这个事儿让你自得！没有观众的时候，你是不是仍然会享受它！

> ◀ 人老了，脾气虚了。脾气虚的人有一个特点，就是不断地收罗东西。老年人绝对舍不得扔一件东西。

> ◀ 所谓幸福，道家讲要"恬"——"恬愉为务，自得为功"。你检查一下自己，到底是为自己活，还是为别人活？

> ◀ 最重要的是所做的这个事儿让你自得！没有观众的时候，你是不是仍然会享受它！

图书在版编目（CIP）数据

　　黄帝内经·天年 / 徐文兵，梁冬著 . -- 南昌：江西科学技术出版社，2012.11（2022.6 重印）

　　ISBN 978-7-5390-4629-7

　　Ⅰ . ①黄… Ⅱ . ①徐… ②梁… Ⅲ . ①《内经》– 养生（中医）Ⅳ . ① R221

　　中国版本图书馆 CIP 数据核字 (2012) 第 266480 号

国际互联网（Internet）地址：http://www.jxkjcbs.com

选题序号：ZK2012077　　图书代码：D12073-120

丛书主编 / 黄利　　监制 / 万夏
项目策划 / 设计制作 / 　紫图图书 ZITO®
责任编辑 / 魏栋伟
特约编辑 / 马松　蒋珏
营销支持 / 曹莉丽

黄帝内经·天年

徐文兵 梁冬 / 著

出版发行	江西科学技术出版社	
社　　址	南昌市蓼洲街 2 号附 1 号　邮编 330009	
	电话：(0791) 86623491　86639342（传真）	
印　　刷	天津中印联印务有限公司	
经　　销	各地新华书店	
开　　本	787 毫米 × 1092 毫米　1/16	
印　　张	11.5	
印　　数	186001-191000 册	
字　　数	120 千字	
版　　次	2014 年 4 月第 1 版 2022 年 6 月第 20 次印刷	
书　　号	ISBN 978-7-5390-4629-7	
定　　价	53.00 元